100 Тренировок Без Оборудования

Том 2

2021

Н.Рей | darebee.com

Перевод с английского Наталия Толю

Первое издание, 2016 г. ISBN 13: 978-1-84481-171-7 ISBN 10: 1-84481-171-9

Предупреждение и отказ от ответственности: Несмотря на то, что были приняты все меры для проверки точности содержащейся здесь информации, автор и издатель не несут ответственности за какие-либо ошибки или упущения. Также автор и издатель не несут ответственности за ущерб или травмы, которые могут возникнуть в результате использования содержащейся в этой публикации информации.

100 тренировок

1. Пресс за 2 минуты
2. Обновленный пресс
3. Измененный углерод
4. Арсенал
5. Банши
6. Быстрее молнии
7. Барбекю
8. Берсеркер
9. Взрыв во Вселенной
10. Модификация
11. Хорошее начало
12. Морская пехота
13. Нижняя граница
14. Охотник за головами
15. Боксерский пресс
16. Боксерская гибкость
17. Боксерская сила
18. Кардио & Бой
19. Кардио демон
20. Кардио тренинг
21. Огонь
22. Кардио лайт
23. Кардио оттепель
24. Кардио софа
25. Превращение
26. Центурион
27. Цербер
28. Первая глава
29. Гонка
30. Химера
31. Долото
32. Код-ноль
33. Командир
34. Коммандо
35. Завоеватель
36. Казак
37. Крушитель
38. Шифр
39. Контроль пройден
40. Зона опасности
41. Гордиев узел
42. Берпи до предела
43. Разрушение
44. На скорую руку 30
45. Двойной рывок
46. Эндер
47. Пресс-экспресс
48. Последний штрих
49. Финишная линия
50. Свободное падение
51. Призвание варягов
52. Гамбит
53. Налет
54. Звездный десант
55. Призрачный гонщик
56. Со всех ног
57. Охотник
58. Ловчий
59. Инферно
60. Введение
61. Железный стержень
62. Железный коготь
63. Железный кулак
64. Железная леди
65. Камикадзе
66. Царь горы
67. Кицунэ
68. Нокаут
69. Кракен
70. Код запуска
71. Непоседа
72. Дровосек
73. Мятеж
74. Ночная смена
75. Без плащей
76. Вне зоны доступа
77. Один Удар
78. Часть 2
79. План Б
80. Режим мощности
81. Включи скорость
82. Постскриптум
83. Кулачный бой
84. Упал, отжался!
85. Рагнарок
86. Перезагрузка
87. Разведкорпус
88. Рекрут
89. Пекло
90. Скульптор
91. Часовой
92. Снайпер
93. Сплит
94. Отправная точка
95. Статический разряд
96. Суперпланка
97. Скоро на пляж
98. Сверху вниз
99. Валькирия
100. Делай как я!

ВСТУПЛЕНИЕ

Тренировки с собственным весом могут показаться легкими, но это совсем не так, особенно если у вас нет опыта таких занятий. Они так же интенсивны и так же сложны, как и бег, поэтому, если вам трудно в самом начале, то это совершенно нормально — ваши ощущения изменятся, как только вы начнете заниматься регулярно. Тренируйтесь в вашем собственном темпе и, если нужно, делайте более длительные перерывы на отдых.

Вы можете начать с любой отдельной тренировки из нашей коллекции и, пройдя ее, оценить ваши ощущения. Если вы новичок в тренировках с собственным весом, то всегда начинайте занятия с Уровня I (уровня сложности).

Вы можете выбрать любое количество тренировок в неделю, обычно от 3 до 5, и чередовать их для достижения желаемых результатов.

Некоторые тренировки больше подходят для снижения массы тела и повышения тонуса, другие больше ориентированы на силу, некоторые делают и то, и другое. Чтобы вам было легче выбирать и составлять режим тренировок, все они имеют пометку ЦЕЛЬ.

Тренировки, ориентированные на сжигание жира и силу, помогут вам регулировать ваш вес, увеличить аэробные способности и улучшить мышечный тонус, некоторые из них просто более специализированы. Это не означает, что вы должны сосредоточиться исключительно на одном или другом. Какой бы ни была ваша цель в тренировках с собственным весом, вам будут полезны упражнения, дающие результаты в обеих областях.

Для максимальной доступности, в этой коллекции тренировок не используется никакое дополнительное оборудование, поэтому некоторые упражнения с собственным весом, такие как подтягивания, были исключены.

Если вы хотите больше работать над бицепсами и спиной, и у вас есть доступ к перекладине для подтягивания, она есть дома или вы можете использовать ее где-нибудь еще, например, на ближайшей игровой площадке, то в дополнении к вашим тренировкам, вы можете выполнять подтягивания широким и узким хватом: 3 подхода до отказа 2-3 раза в неделю с отдыхом до 2 минут между подходами. Кроме того, вы можете добавлять подтягивания в начале или в конце каждого подхода при выполнении силовой тренировки.

Все тренировки этой коллекции подходят как мужчинам, так и женщинам, без возрастных ограничений.

ИНСТРУКЦИИ

Плакаты с упражнениями читаются слева направо и содержат следующую информацию: сетка с упражнениями (изображениями), количество повторений рядом с каждым, количество подходов для вашего уровня физической подготовки (Уровни I, II или III) и время отдыха.

Количество повторений (повторов) означает — сколько раз выполняется упражнение. Повторения обычно указываются рядом с названием каждого упражнения. Количество повторений — это всегда общее количество для обеих ног / рук / сторон. Так посчитать проще: например, если написано 20 «скалолазов», значит, обе ноги уже учтены — это 10 повторений на каждую ногу.

ОБРАЗЕЦ ТРЕНИРОВКИ

УРОВЕНЬ I 3 подхода УРОВЕНЬ II 5 подходов УРОВЕНЬ III 7 подходов ОТДЫХ до 2 мин

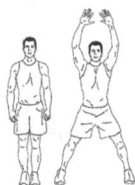

10 прыжков "ноги вместе ноги врозь"

20 высоких подъемов колена

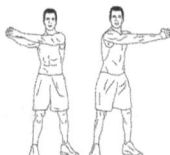

40 поворотов торса

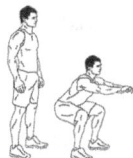

ОДНО приседание

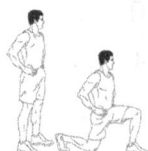

20 выпадов

считая до 10 удержание

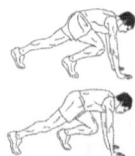

20 "скалолазов"

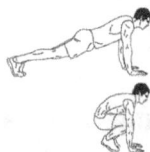

10 впрыгиваний в планке

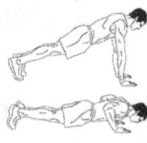

сколько можете отжимания

УРОВНИ СЛОЖНОСТИ

Уровень I : начальный

Уровень II : средний

Уровень III : продвинутый

1 подход

10 прыжков "ноги вместе, ноги врозь"

20 высоких подъемов колена (10 каждая нога)

40 поворотов торса (20 каждая сторона)

одно приседание = 1 приседание

20 выпадов (10 каждая нога)

считая до 10 (удержание, считая от 1 до 10)

20 "скалолазов" (10 каждая нога)

10 впрыгиваний в планке

сколько можете отжимания (ваш максимум)

До 2 минут отдыха между подходами
30 секунд, 60 секунд или 2 минуты - по вашему выбору.

«Сколько можете» означает — ваш личный максимум, повторяйте движение до тех пор, пока вы в силах его делать. Это может быть сколько угодно — от одного до двадцати повторений, обычно применяется к более сложным упражнениям. Цель — сделать как можно больше.

Переход от упражнения к упражнению является важной частью каждой схемы (набора) — часто именно он делает каждую конкретную тренировку более эффективной. Для достижения лучших результатов, переходы тщательно прорабатываются, чтобы увеличить нагрузку на определенные группы мышц. Например, если вы должны выполнить планку, за которой следуют отжимания, это означает, что вы начинаете выполнять отжимания сразу после того, как закончили с планкой, избегая опускания тела на пол между ними.

Между упражнениями нет отдыха — только после подходов, если не указано иное. Вы должны выполнить весь подход, переходя от одного упражнения к другому, как можно быстрее, прежде чем сможете отдохнуть.

Что означает «отдых до 2 минут»: это означает, что вы можете отдыхать максимум 2 минуты, но чем раньше вы приступите к очередному подходу, тем лучше. Если вы будете заниматься регулярно, то ваше время восстановления естественным образом уменьшится и вам уже не понадобятся все две минуты для отдыха — это также будет показателем улучшения вашей физической формы.

Рекомендуемое время отдыха:
Уровень I: 2 минуты или меньше.
Уровень II: 60 секунд или меньше.
Уровень III: 30 секунд или меньше.

Если вы еще не можете сделать все отжимания на Уровне I, вполне допустимо вместо этого отжиматься от колен. Модификация прорабатывает те же мышцы, что и полное отжимание, но значительно снижает нагрузку, помогая вам сначала нарастить ее. Вы можете перейти на отжимания от колен в любой момент, если вам трудно выполнять отжимания в следующих подходах.

В приложении к данному изданию мы разместили краткий русско-английский словарь спортивных терминов.

Видео-библиотека упражнений на оригинальном сайте:
http://darebee.com/exercises

1 ПРЕСС ЗА 2 МИНУТЫ

Если у вас есть только две минуты на тренировку, вы не найдете ничего лучше, чем наша 2-минутная тренировка пресса. Мышцы пресса необходимы каждый раз, когда мы совершаем какое-либо действие, они играют ключевую роль в поддержке позвоночника, влияют на осанку и улучшают физическую работоспособность. Наша программа помогает укрепить эту критически важную группу мышц.

ЦЕЛЬ: ПРЕСС

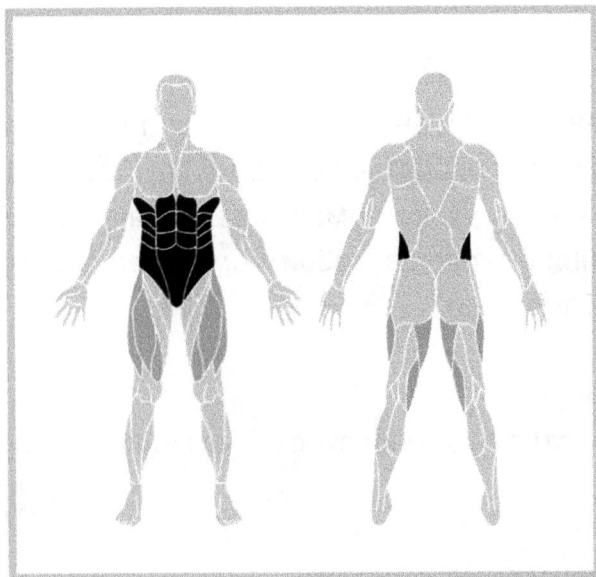

ПРЕСС ЗА 2 МИНУТЫ

ТРЕНИРОВКА ОТ DAREBEE © darebee.com

20 секунд каждое упражнение | без отдыха между упражнениями

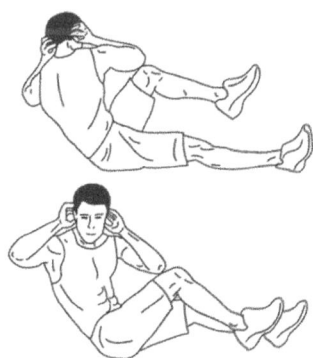

1. скручивания "колено-к-локтю"

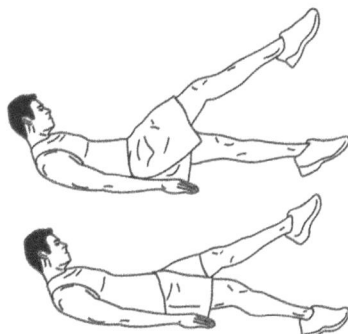

2. махи ногами

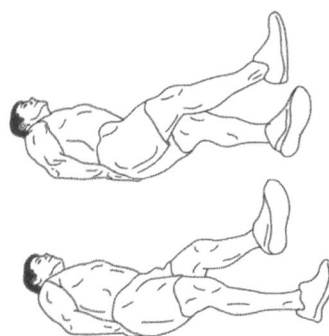

3. ножницы

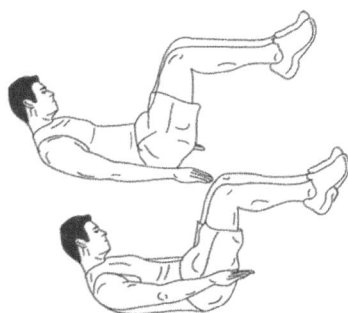

4. сотня Пилатес

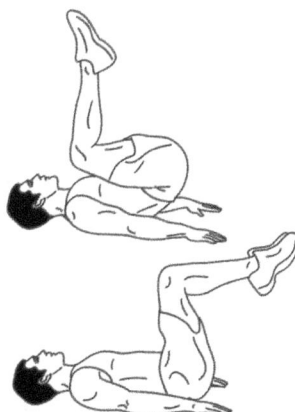

5. обратные скручивания

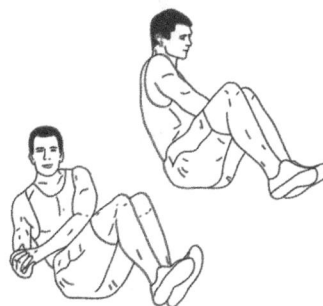

6. русский твист

2 ОБНОВЛЕННЫЙ ПРЕСС

Пресс — это не только двигатель, который помогает вам совершать некоторые из ваших самых энергичных движений, он также играет жизненно важную роль в защите уязвимой части вашего тела. Тренировка *Обновленный Пресс* прорабатывает каждую из четырех основных групп мышц брюшного пресса для улучшения всех его функций.

ЦЕЛЬ: ПРЕСС

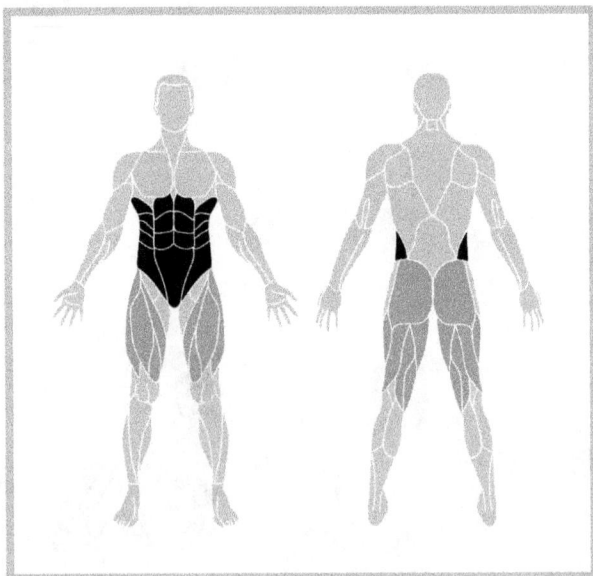

ОБНОВЛЕННЫЙ ПРЕСС

ТРЕНИРОВКА ОТ DAREBEE © darebee.com

УРОВЕНЬ I 3 подхода **УРОВЕНЬ II** 4 подхода **УРОВЕНЬ III** 5 подходов **ОТДЫХ** до 2 мин

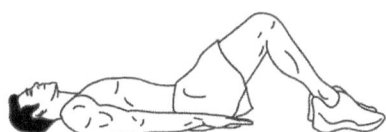

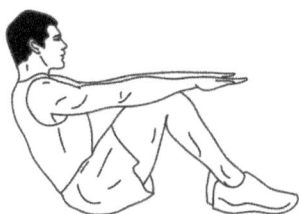

10 подъемов корпуса

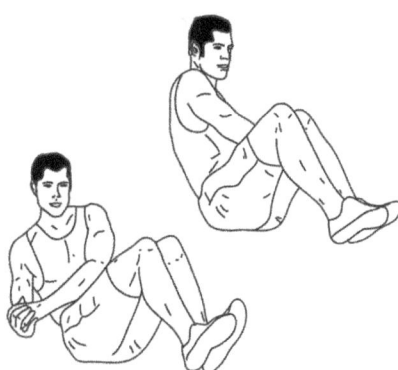

10 поворотов торса

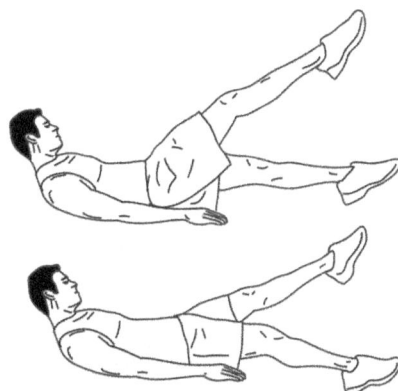

10 махов ногами

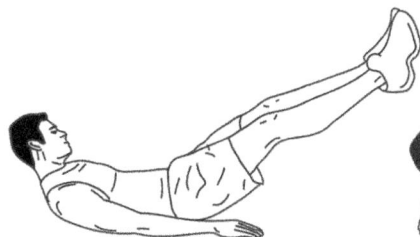

считая до 20 удержание поднятых ног

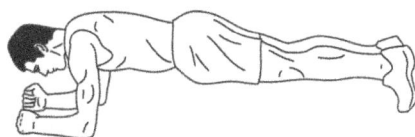

считая до 20 планка

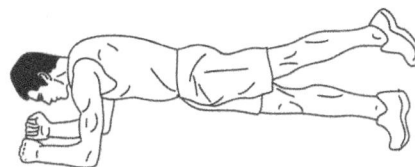

считая до 20 планка с поднятой ногой

ИЗМЕНЕННЫЙ УГЛЕРОД

Упражнения нужны не только для того, чтобы позволить нам поддерживать хорошую физическую и психологическую форму, но и для того, чтобы совершенствоваться. Тренировка *Измененный Углерод* (со ссылкой на популярную научно-фантастическую книгу) предназначена для того, чтобы помочь вам измениться, расширить свои возможности и стать ... новой, улучшенной моделью самих себя.

ЦЕЛЬ: СЖИГАНИЕ ЖИРА

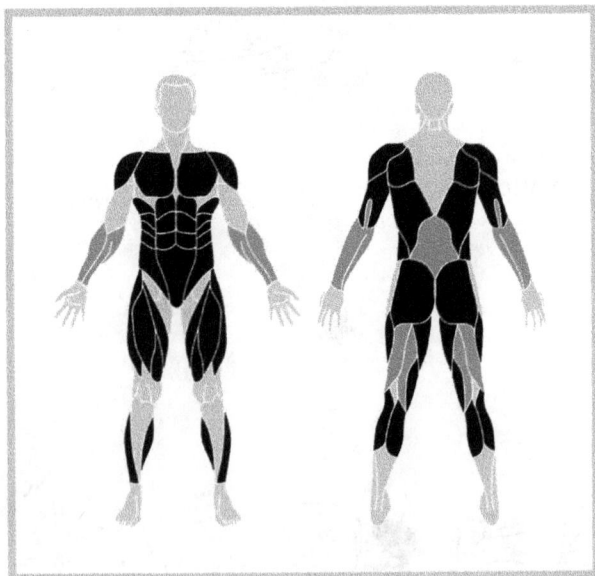

ИЗМЕНЕННЫЙ УГЛЕРОД

ТРЕНИРОВКА ОТ DAREBEE
© darebee.com
УРОВЕНЬ I 3 подхода
УРОВЕНЬ II 5 подходов
УРОВЕНЬ III 7 подходов
ОТДЫХ до 2 минут

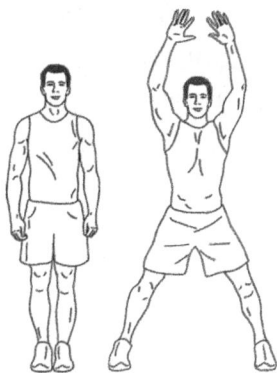

10 прыжков "ноги вместе, ноги врозь"

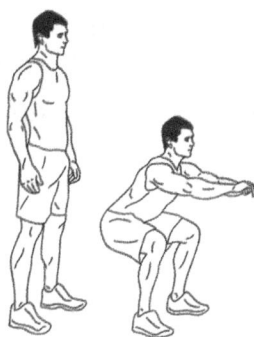

10 приседаний

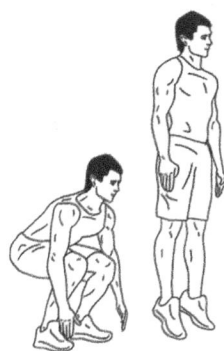

2 приседания с прыжком

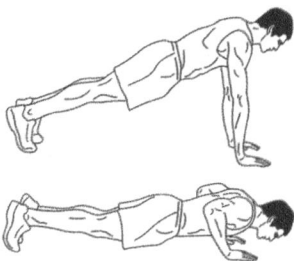

2 отжимания

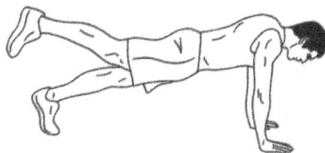

считая до 10 удержание

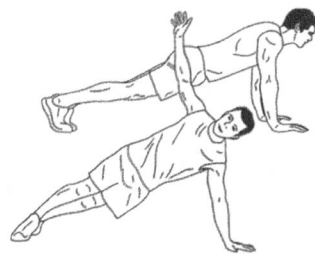

10 поворотов из планки

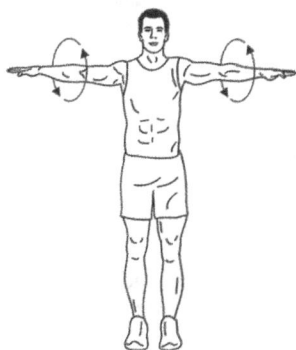

10 кругов руками

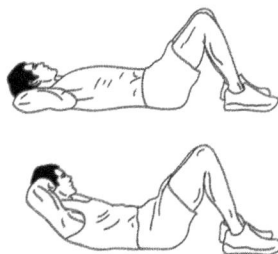

10 скручиваний

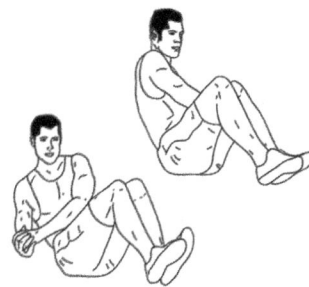

10 поворотов корпуса

4 АРСЕНАЛ

Арсенал — это тренировка для всего тела, ориентированная на фасциальный фитнес. Она даст дополнительную мощность и добавит взрывную силу каждому вашему движению. Этот комплекс упражнений задействует мышцы верхней части тела, заставляет их работать с точностью боевой машины, используя все ваше тело в качестве основного оружия.

ЦЕЛЬ: СИЛА & ТОНУС

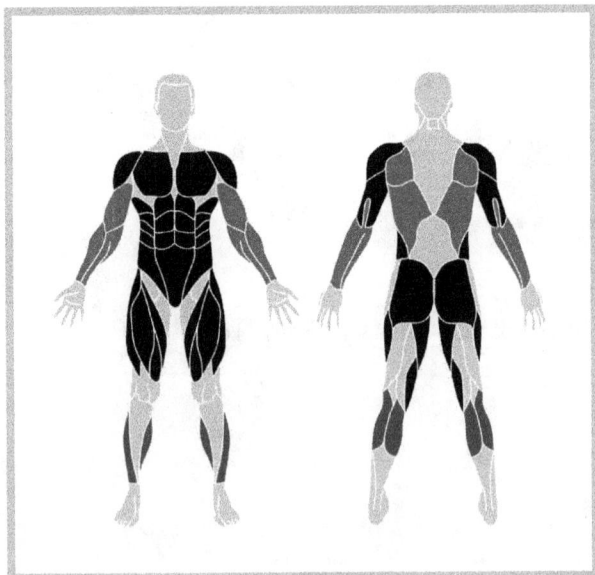

АРСЕНАЛ

ТРЕНИРОВКА ОТ DAREBEE © darebee.com

УРОВЕНЬ I 3 подхода **УРОВЕНЬ II** 5 подходов **УРОВЕНЬ III** 7 подходов **ОТДЫХ** до 2 мин

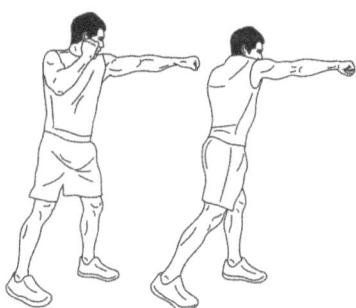

30 прямых ударов

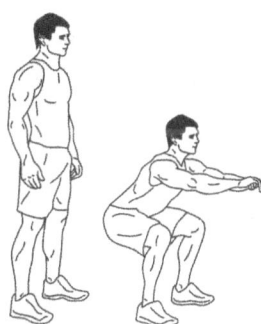

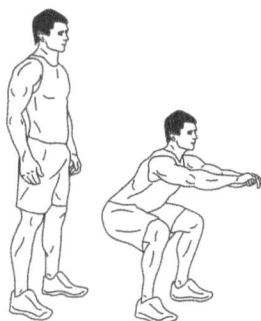

10 приседаний

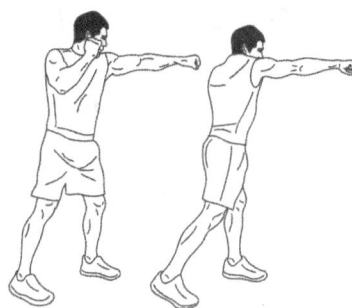

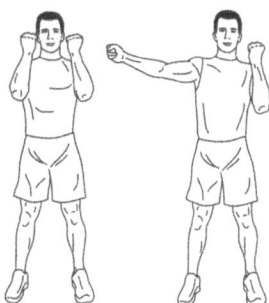

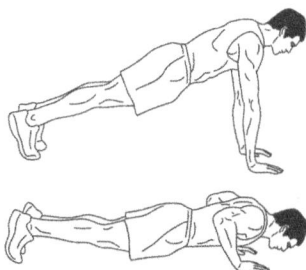

30 прямых ударов

10 приседаний

30 ударов в стороны

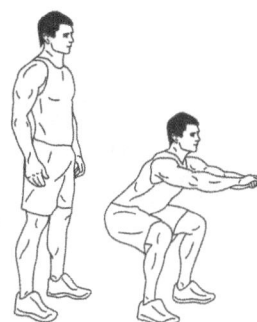

10 приседаний

10 отжиманий

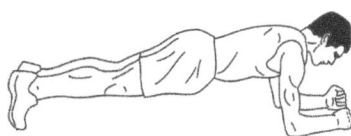

считая до 30 планка

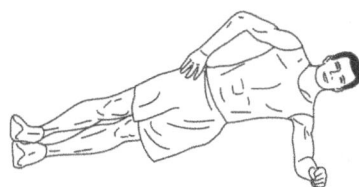

считая до 30 боковая планка

5 БАНШИ

Когда вы остаетесь одни против всего мира и обстоятельства складываются против вас, единственный способ выжить — это закатать рукава и перейти к работе над основами. Сильный кор, устойчивые ноги и руки, способные наносить железные удары — вот основные атрибуты вашего инструментария. Теперь вам предстоит столкнуться с неожиданными поворотами событий, сразиться с бесконечным количеством противников и надеяться, что любовь всей вашей жизни найдет вас. Конечно, мы не можем вам обещать здесь ничего, кроме возможности развить стальную силу кора, ловкость, контроль над телом и непоколебимую уверенность в себе — вы можете просто пойти и взять их... и если вы вдруг окажетесь на той стороне закона, где никогда не рассчитывали быть, просто... следуйте правилам игры.

ЦЕЛЬ: СИЛА & ТОНУС

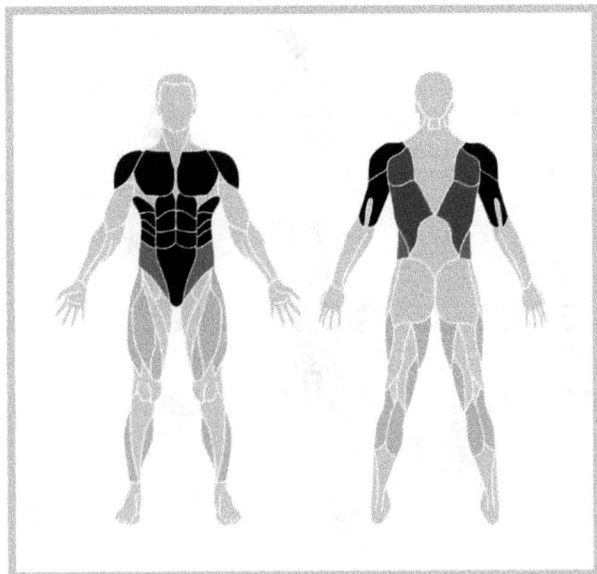

БАНШИ

ТРЕНИРОВКА ОТ DAREBEE © darebee.com

УРОВЕНЬ I 3 подхода **УРОВЕНЬ II** 4 подхода **УРОВЕНЬ III** 5 подходов **ОТДЫХ** до 2 мин

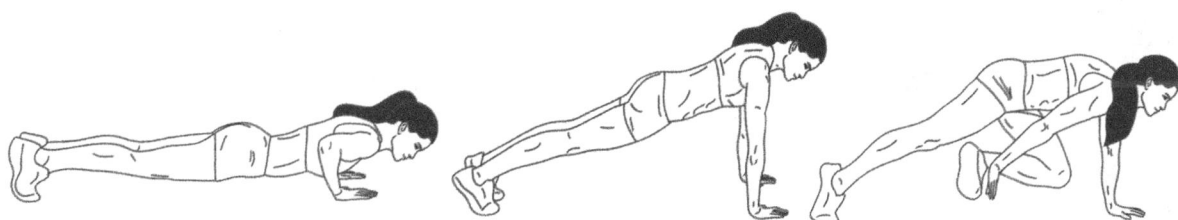

10 комбо отжимание + "скалолаз" с касанием ступни

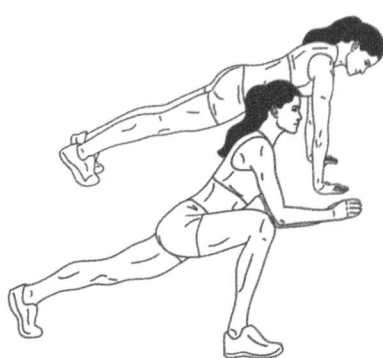

4 планки с переходом в выпад

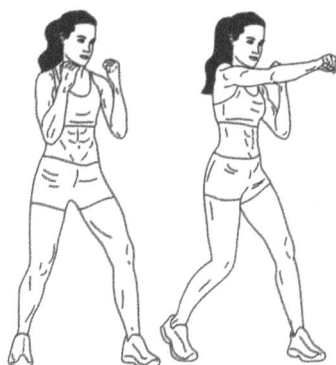

20 прямых ударов

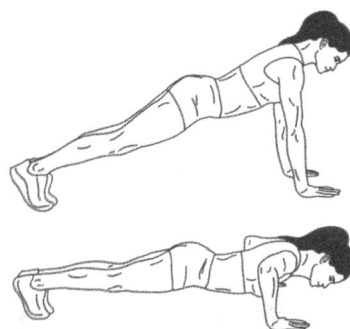

4 отжимания с широкой постановкой рук

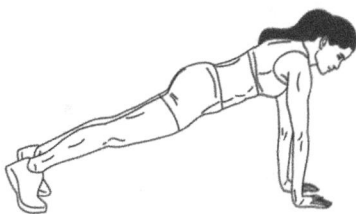

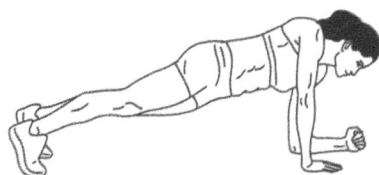

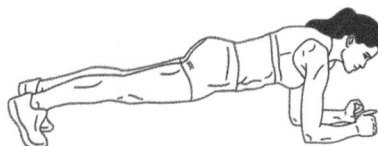

4 планки с переходом из верхнего в нижнее положение

6 БЫСТРЕЕ МОЛНИИ

Быстрее Молнии — это короткая и динамичная тренировка, которая обеспечивает высокий уровень энергии всего за три упражнения. Переменная нагрузка на мышцы при переходе от одного упражнения к другому гарантирует восстановление «на лету», поскольку мышцы в данном случае используются концентрическим и эксцентрическим образом поочередно.

Совет: Вы можете уменьшить время на восстановление до одной минуты, если хотите увеличить нагрузку.

ЦЕЛЬ: СЖИГАНИЕ ЖИРА

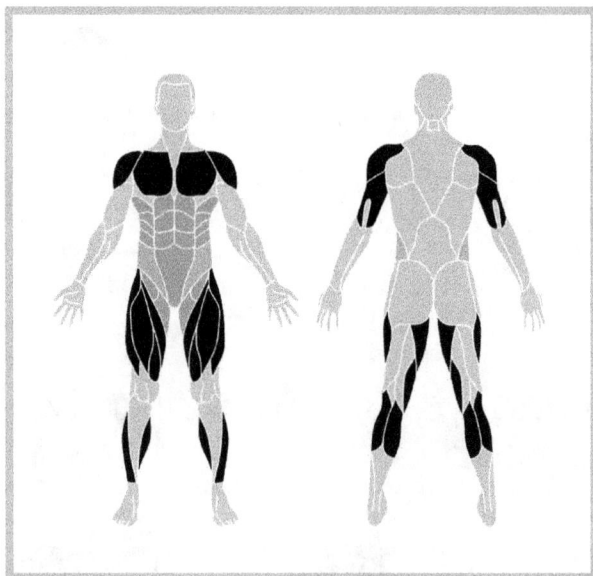

БЫСТРЕЕ МОЛНИИ

ТРЕНИРОВКА ОТ DAREBEE © darebee.com

УРОВЕНЬ I 3 подхода **УРОВЕНЬ II** 5 подходов **УРОВЕНЬ III** 7 подходов

2 минуты отдыха между подходами

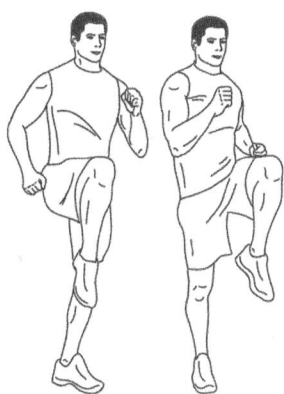

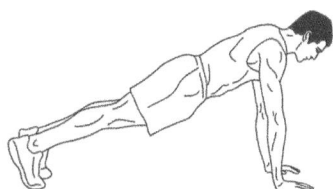

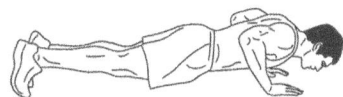

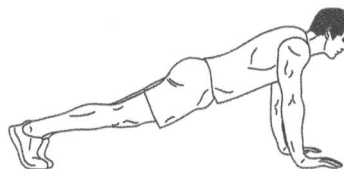

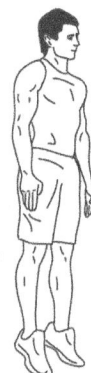

20 высоких подъемов колена

2 отжимания

20 высоких подъемов колена

2 базовых бёрпи с прыжком

20 высоких подъемов колена

2 отжимания

20 высоких подъемов колена

2 базовых бёрпи с прыжком

финиш

7 БАРБЕКЮ

Эта очень динамичная тренировка, нацеленная на мышцы нижней части тела, заставит ваше тело двигаться, пока вы не почувствуете себя «поджаренными», в хорошем смысле, конечно.

ЦЕЛЬ: СЖИГАНИЕ ЖИРА

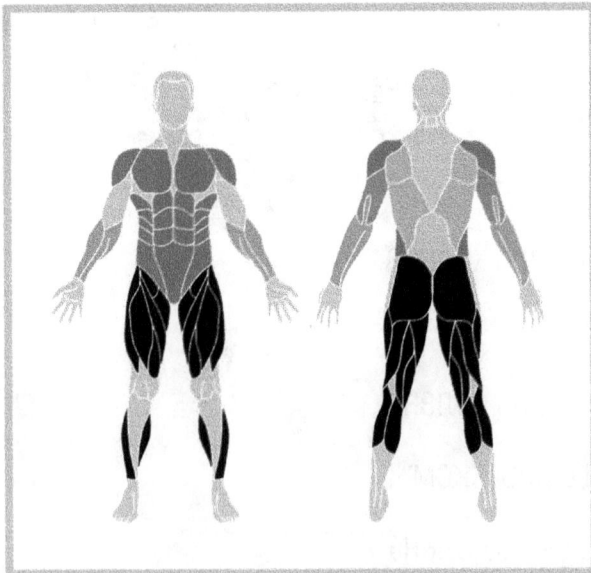

БАРБЕКЮ

ТРЕНИРОВКА ОТ DAREBEE
© darebee.com
УРОВЕНЬ I 3 подхода
УРОВЕНЬ II 5 подходов
УРОВЕНЬ III 7 подходов
ОТДЫХ до 2 минут

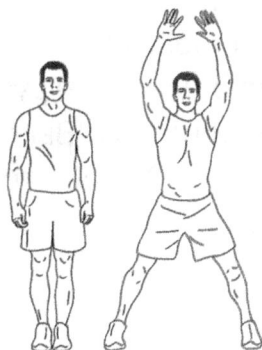

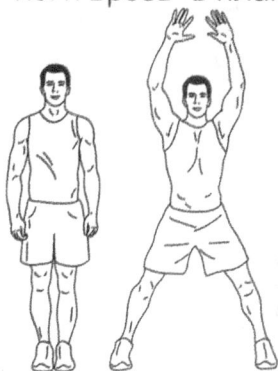

10 прыжков "ноги вместе, ноги врозь"

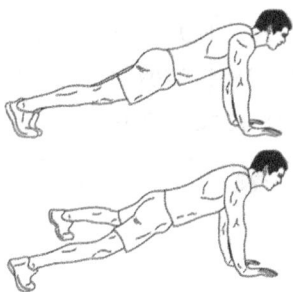

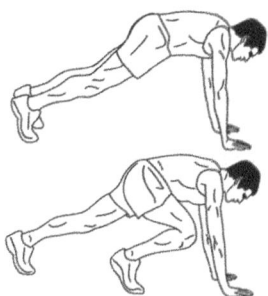

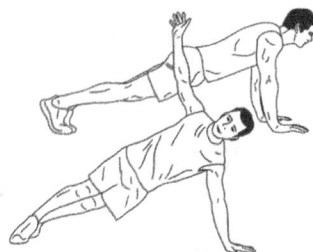

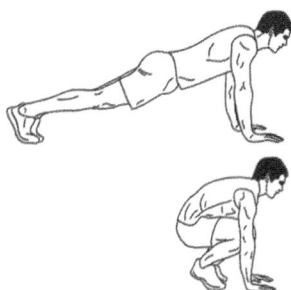

4 прыжка "ноги вместе, ноги врозь" в планке

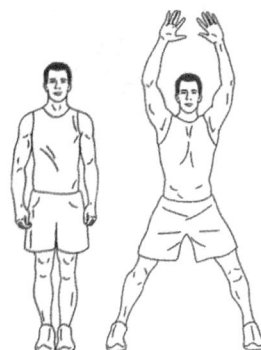

10 прыжков "ноги вместе, ноги врозь"

4 "скалолаза"

10 прыжков "ноги вместе, ноги врозь"

4 поворота торса в планке

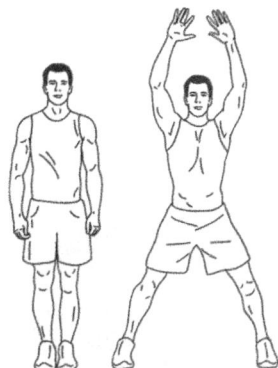

10 прыжков "ноги вместе, ноги врозь"

4 впрыгивания в планке

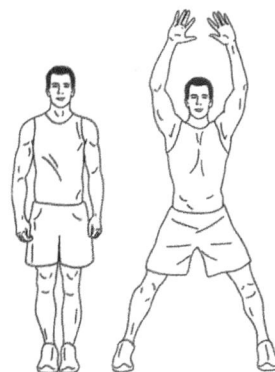

10 прыжков "ноги вместе, ноги врозь"

8 БЕРСЕРКЕР

Некоторые тренировки, ориентированные на силу, предназначены для того, чтобы «надрать вам задницу», и *Берсеркер* — одна из них. При переходе от одного упражнения к другому, основные группы мышц прорабатываются... а затем снова прорабатываются... но при постоянно меняющейся нагрузке у вас все же будет немного времени для восстановления «на лету». Вы попадете в зону потоотделения с самого первого подхода, но держитесь стойко! И вы почувствуете разницу, когда пройдете эту тренировку до конца.

ЦЕЛЬ: СИЛА & ТОНУС

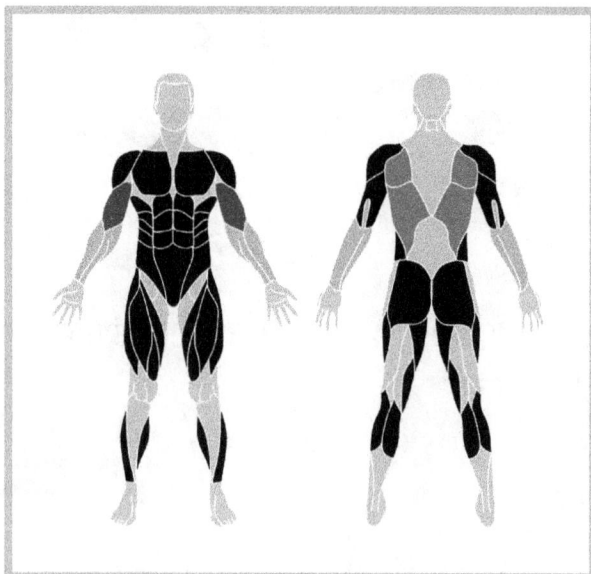

БЕРСЕРКЕР

ТРЕНИРОВКА ОТ DAREBEE © darebee.com

УРОВЕНЬ I 3 подхода **УРОВЕНЬ II** 5 подходов **УРОВЕНЬ III** 7 подходов **ОТДЫХ** до 2 мин

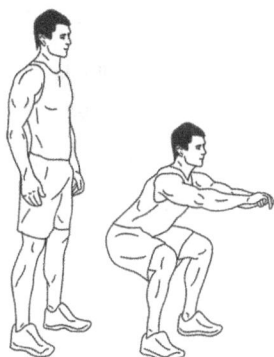

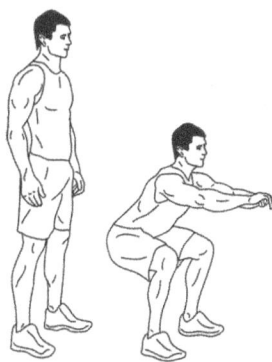

10 приседаний   **4** отжимания с касанием плеча   **10** приседаний

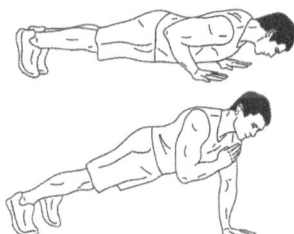

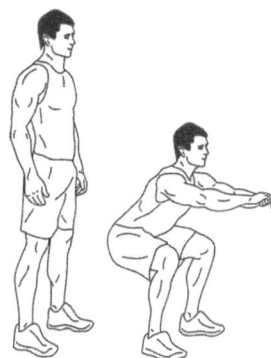

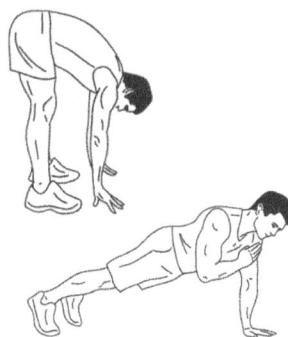

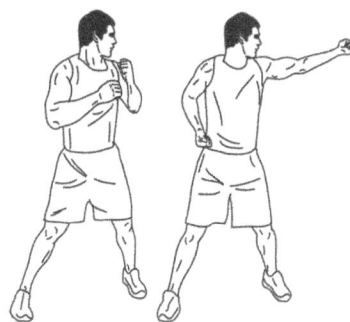

4 выхода в планку с касанием плеча   **10** приседаний   **20** ударов в сторону

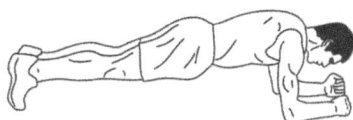

20 сек планка на локтях   **20 сек** планка на одной руке   **20 сек** боковая планка

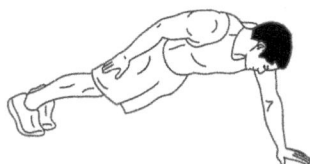

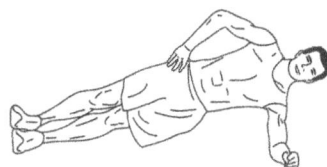

9   ВЗРЫВ ВО ВСЕЛЕННОЙ

Быстрая, и энергичная тренировка, стимулирующая сердечно-сосудистую систему, заставит ваше тело двигаться и жечь калории. Тренировка *Взрыв во Вселенной* именно такова, но, кроме этого, переключение со скорости на силу также бросает вызов контролю, который вы имеете над своим телом. Это идеальный вариант, если вы хотите потренироваться и не знаете, какую тренировку выбрать. А теперь вперед! Вы почувствуете, что потратили время не зря.

ЦЕЛЬ: СЖИГАНИЕ ЖИРА

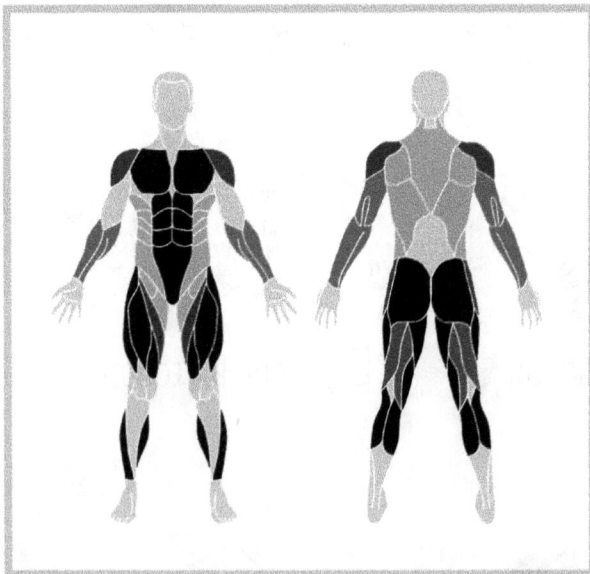

ВЗРЫВ ВО ВСЕЛЕННОЙ

ТРЕНИРОВКА ОТ DAREBEE
© darebee.com

УРОВЕНЬ I 3 подхода
УРОВЕНЬ II 5 подходов
УРОВЕНЬ III 7 подходов
ОТДЫХ до 2 минут

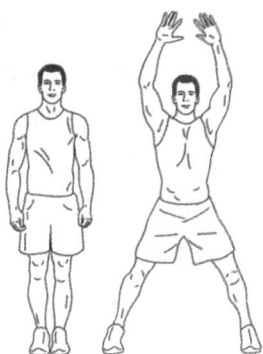

10 прыжков "ноги вместе, ноги врозь"

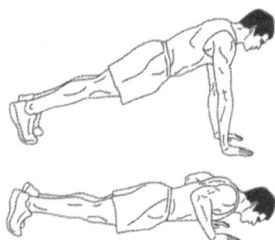

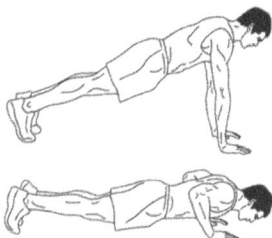

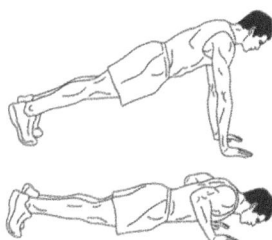

2 отжимания

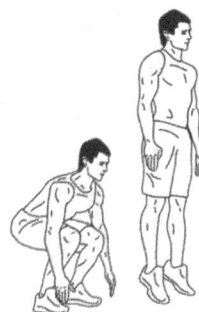

2 приседания с прыжком

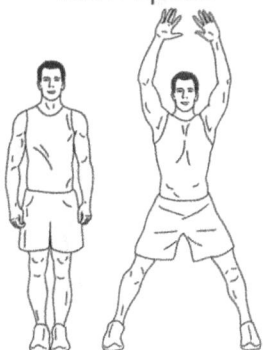

10 прыжков "ноги вместе, ноги врозь"

2 отжимания

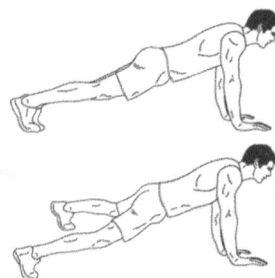

2 прыжка "ноги вместе, ноги врозь" в планке

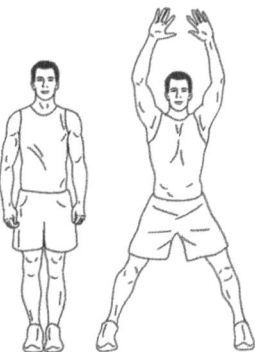

10 прыжков "ноги вместе, ноги врозь"

2 отжимания

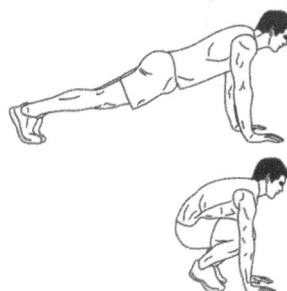

2 врыгивания в планке

МОДИФИКАЦИЯ

Если вы ищете тренировку для всего тела, которая быстро выведет вас в зону потоотделения и поможет повысить скорость, выносливость и общую силу тела, тогда *Модификация* — именно то, что вам нужно. При выполнении высоких шагов и высоких подъемов колена, поднимайте колени до уровня талии, увеличьте высоту в прыжковых движениях и уменьшите отдых между подходами до одной минуты. В результате вы получите мощное оружие, которое вы можете использовать, чтобы раскрыть потенциал ваших физических способностей.

ЦЕЛЬ: СЖИГАНИЕ ЖИРА

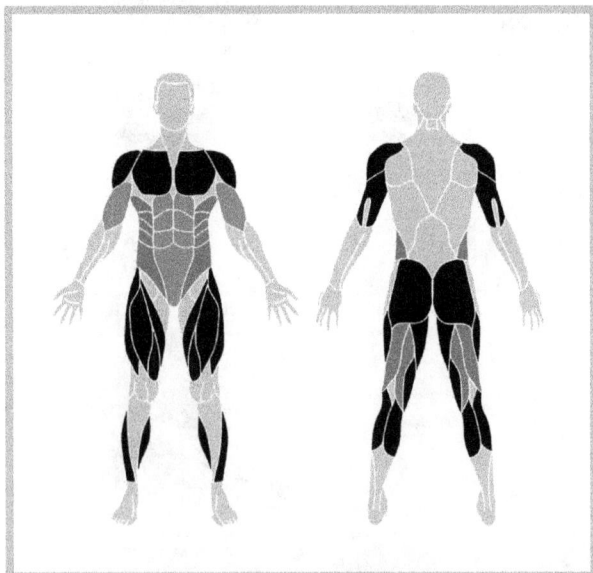

МОДИФИКАЦИЯ

ТРЕНИРОВКА ОТ DAREBEE © darebee.com

УРОВЕНЬ I 3 подхода **УРОВЕНЬ II** 5 подходов **УРОВЕНЬ III** 7 подходов **ОТДЫХ** до 2 мин

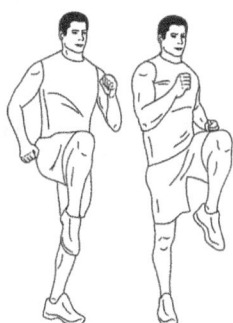

20 высоких подъемов колена

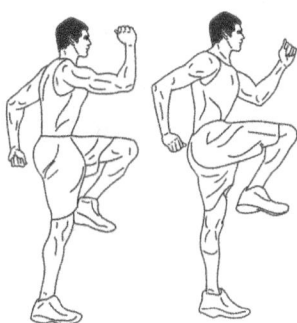

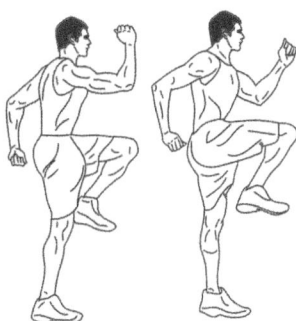

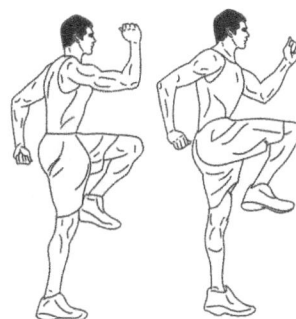

20 высоких шагов

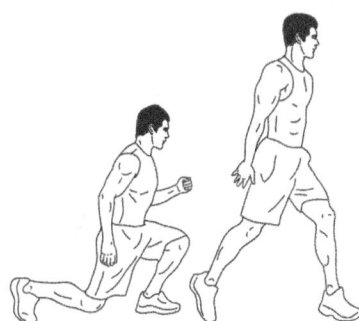

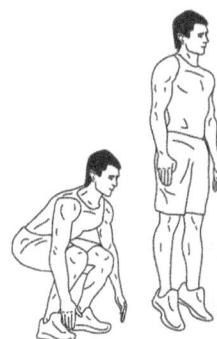

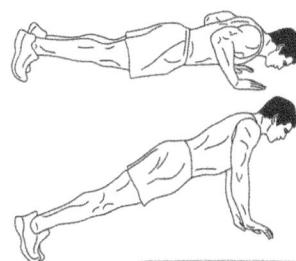

4 выпада с прыжком

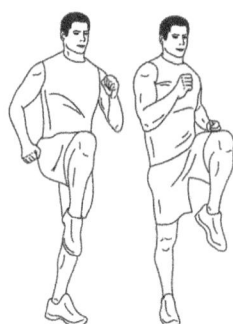

20 высоких подъемов колена

20 высоких шагов

4 приседания с прыжком

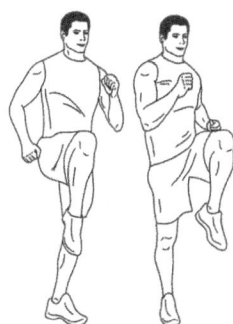

20 высоких подъемов колена

20 высоких шагов

4 взрывных отжимания

11 ХОРОШЕЕ НАЧАЛО

Хорошее Начало — это высокопроизводительная тренировка для всего тела, которая поможет вам развить силу, стабильность кора и получить плотные, мощные мышцы. Упражнения выполняются в максимальном диапазоне движений. И для придания дополнительной силы и мощности в этот комплекс включены прямые удары, которые вовлекают в работу мышцы всего тела.

ЦЕЛЬ: СИЛА & ТОНУС

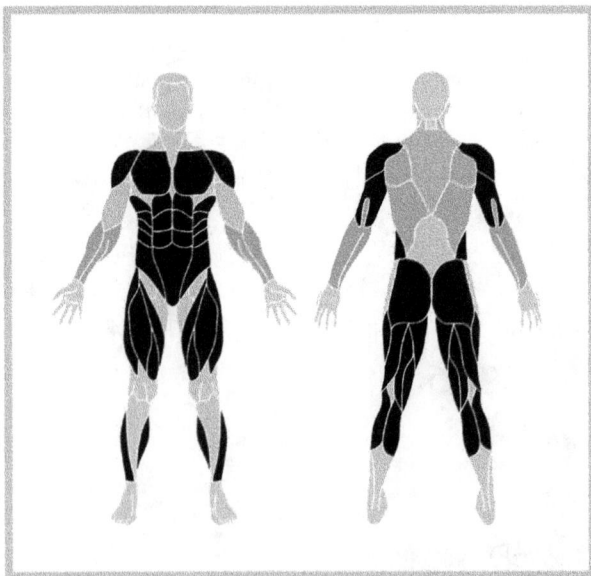

ХОРОШЕЕ НАЧАЛО

ТРЕНИРОВКА ОТ DAREBEE © darebee.com

УРОВЕНЬ I 3 подхода **УРОВЕНЬ II** 5 подходов **УРОВЕНЬ III** 7 подходов **ОТДЫХ** до 2 мин

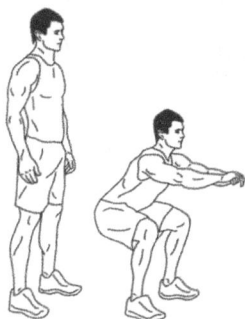

10 приседаний

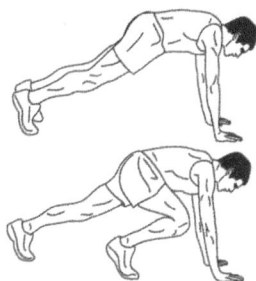

10 медленных "скалолазов"

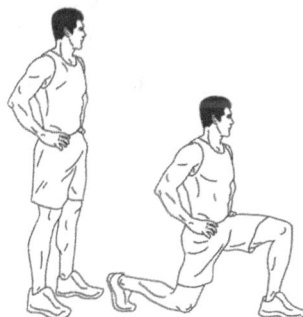

10 выпадов

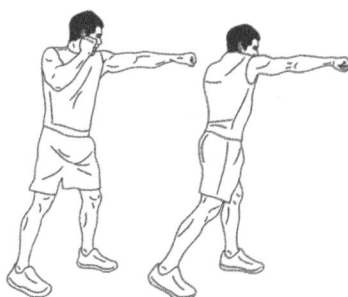

20 прямых ударов

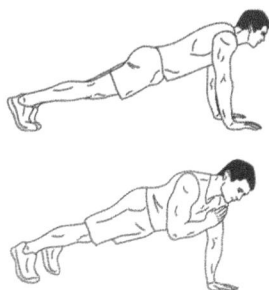

20 касаний плеча

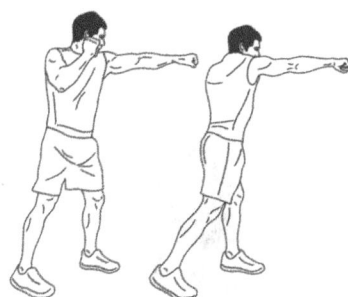

20 прямых ударов

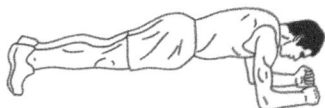

20сек планка на локтях

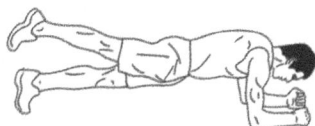

20сек планка с поднятой ногой

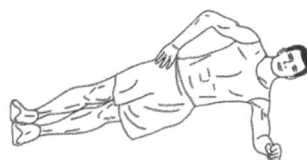

20сек боковая планка

12 МОРСКАЯ ПЕХОТА

Когда вы начнете выполнять эту тренировку, вы поймете, почему она так называется. Каждое упражнение построено на основе предыдущего, чтобы испытать вашу силу и выносливость, равновесие и стабильность, координацию и технику. Тренировка, в которой работают перекрывающиеся мышцы, становится той тренировкой, о которой, как вы знаете, ваше тело будет помнить на следующий день.

ЦЕЛЬ: СИЛА & ТОНУС

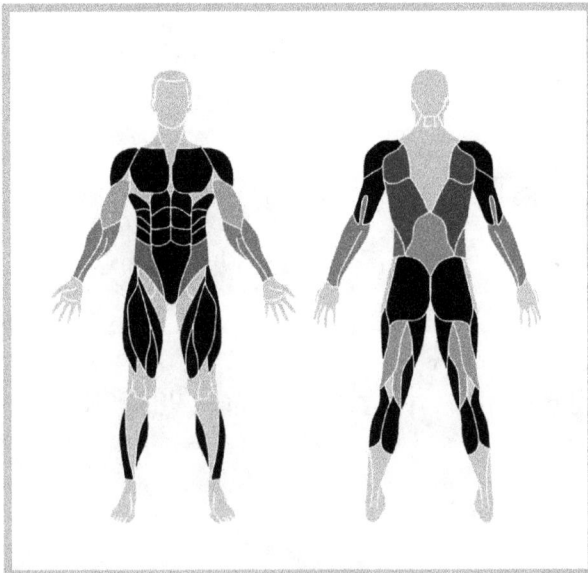

МОРСКАЯ ПЕХОТА

ТРЕНИРОВКА ОТ DAREBEE © darebee.com

УРОВЕНЬ I 3 подхода **УРОВЕНЬ II** 5 подходов **УРОВЕНЬ III** 7 подходов **ОТДЫХ** до 2 мин

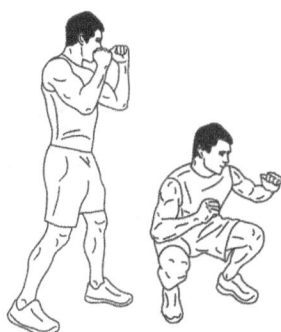

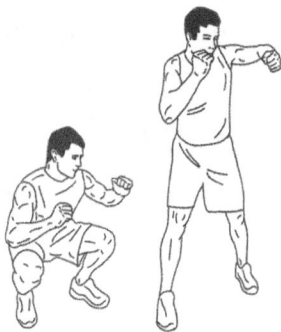

10 приседаний   **10** приседание + хук   **считая до 10** удержание

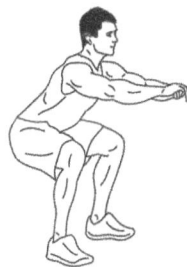

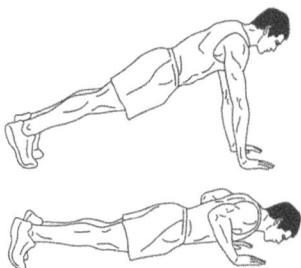

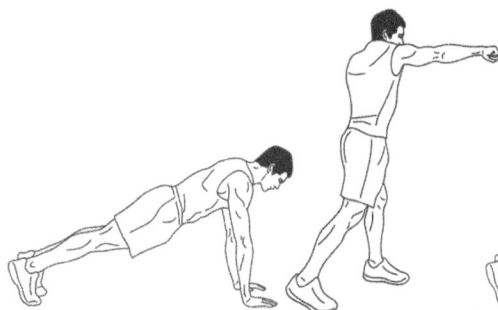

10 отжиманий   **10** планка + прямые удары   **считая до 10** планка

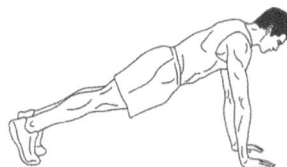

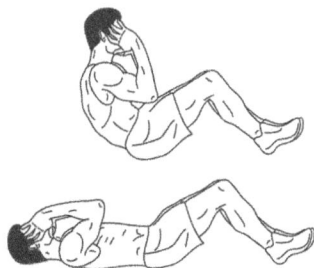

10 подъемов корпуса   **10** прямых ударов сидя   **считая до 10** удержание

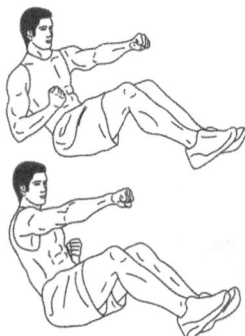

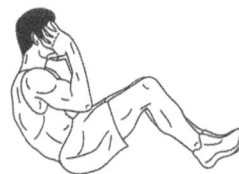

НИЖНЯЯ ГРАНИЦА

Ягодицы, квадрицепсы, сухожилия нижней части тела и икры — это естественная энергетическая основа тела. Они приводят в действие все: от бега и прыжков до ударов руками и ногами. Тренировка *Нижняя Граница* нацелена именно на эти области, генерирующие энергию, которая будет преобразована в силу в тот момент, когда она вам понадобится. Это тренировка, от которой вы никогда не должны уставать, и к ней определенно стоит возвращаться почаще. И да ... уменьшение времени отдыха до одной минуты — не забудьте попробовать.

ЦЕЛЬ: СИЛА & ТОНУС

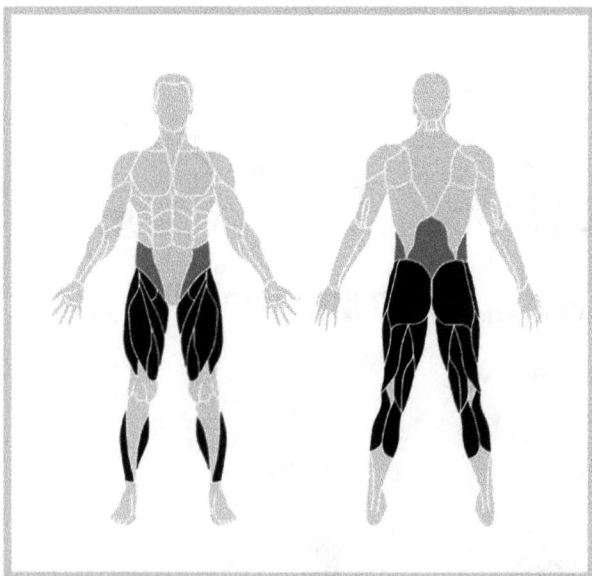

НИЖНЯЯ ГРАНИЦА

ТРЕНИРОВКА ОТ DAREBEE
ДЛЯ НОГ И ЯГОДИЦ
© darebee.com

УРОВЕНЬ I 3 подхода
УРОВЕНЬ II 4 подхода
УРОВЕНЬ III 5 подходов
ОТДЫХ 2 минуты

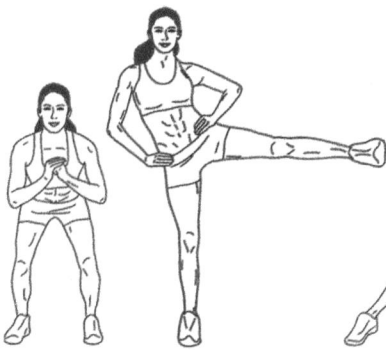

10 приседание + подъем ноги в сторону

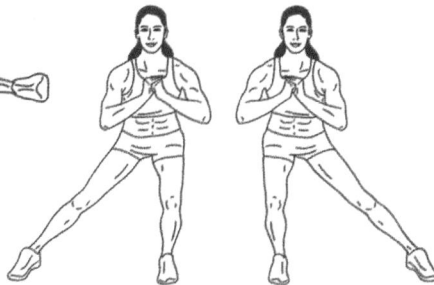

10 выпадов из стороны в сторону

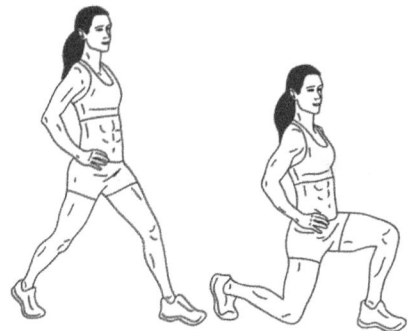

10 выпадов на месте

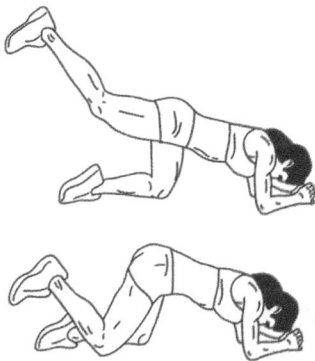

10 рывков ногой назад

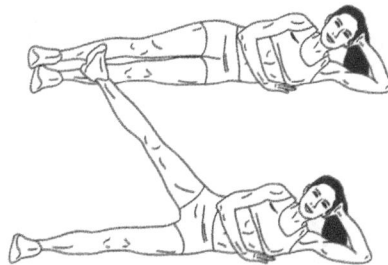

10 подъемов ноги в сторону

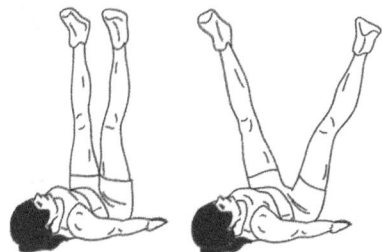

10 разведений ног

ОХОТНИК ЗА ГОЛОВАМИ

Есть простой способ усложнить тренировку: чередовать статические и динамические движения, нагружая мышцы весом своего тела, а затем, предлагая
им «взорваться», пройти через полный диапазон движений, когда они уже
устали. Если это звучит немного сложно, то только потому, что это так и есть.
Кроме того, это очень эффективная тренировка для коррекции фигуры, вы
это почувствуете, отработав пять минут.

ЦЕЛЬ: СИЛА & ТОНУС

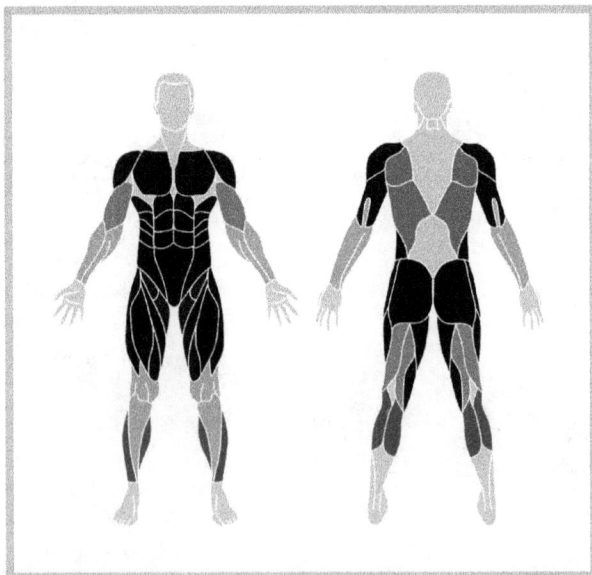

ОХОТНИК ЗА ГОЛОВАМИ

ТРЕНИРОВКА ОТ DAREBEE
© darebee.com

УРОВЕНЬ I 3 подхода
УРОВЕНЬ II 5 подходов
УРОВЕНЬ III 7 подходов
ОТДЫХ до 2 минут

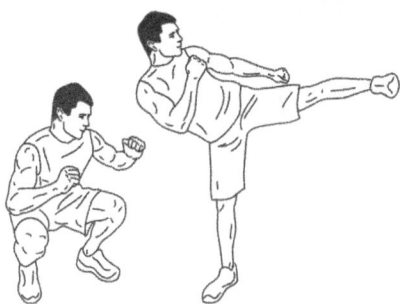

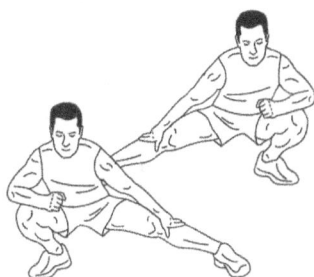

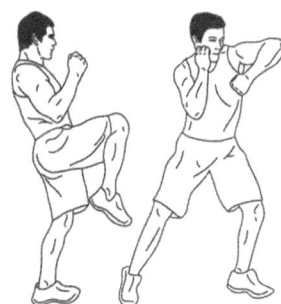

10 присед + боковой удар

4 выпада из стороны в сторону

10 удар коленом + удар локтем

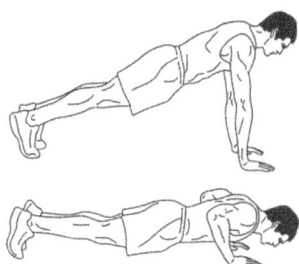

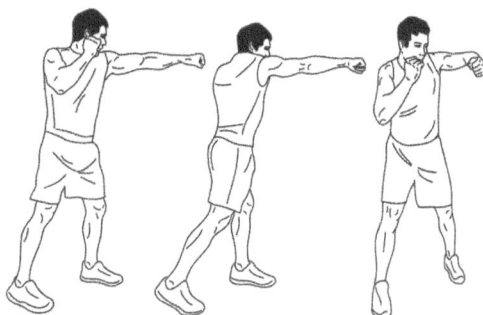

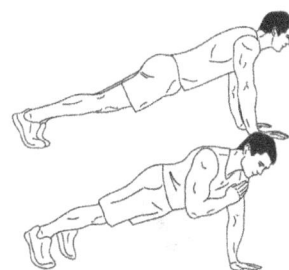

4 отжимания

10 джеб + джеб + кросс + хук

10 касаний плеча

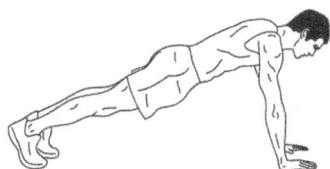

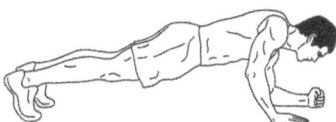

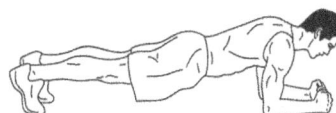

4 планки с переходом из верхнего в нижнее положение

15 БОКСЕРСКИЙ ПРЕСС

Боксировать без крепкого пресса — все равно что пытаться грести без весла. Вы просто никуда не доберетесь быстро. Тренировка *Боксерский Пресс* решает эту проблему с помощью девяти упражнений, которые нацелены на четыре группы мышц, составляющие основу брюшного пресса. Если вы действительно хотите тренироваться здесь как боксер, вы отбросите все сомнения и просто загрузите ваш пресс по полной, невзирая на все его протесты. Вы наверняка почувствуете изменения в вашей общей производительности потом.

ЦЕЛЬ: ПРЕСС

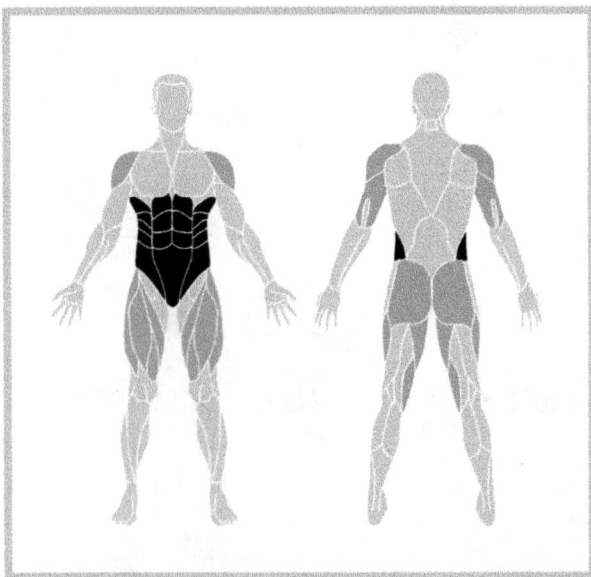

БОКСЕРСКИЙ ПРЕСС

ТРЕНИРОВКА ОТ DAREBEE © darebee.com

УРОВЕНЬ I 3 подхода **УРОВЕНЬ II** 4 подхода **УРОВЕНЬ III** 5 подходов **ОТДЫХ** 2 минуты

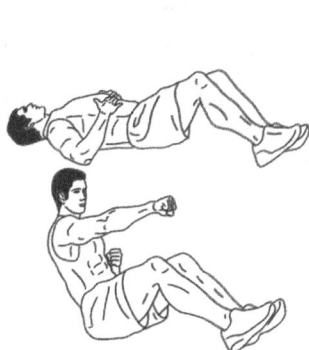

30 подъемов корпуса с прямыми ударами

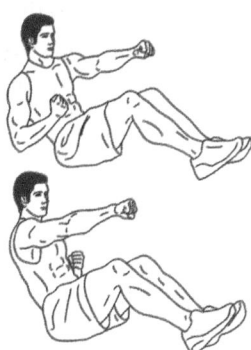

30 прямых ударов сидя

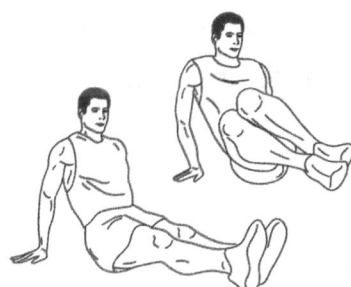

30 скручиваний "твист" коленями

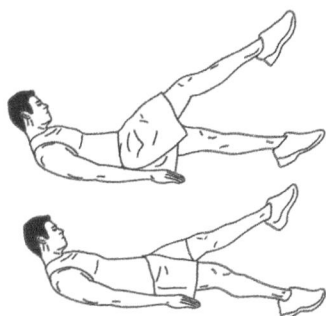

30 махов ногами

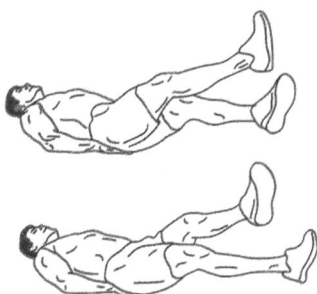

30 "ножниц"

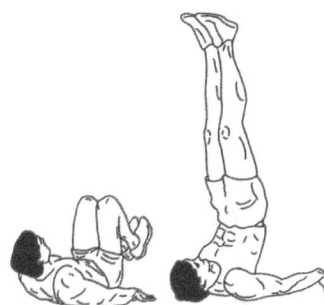

30 рывков ногами вверх

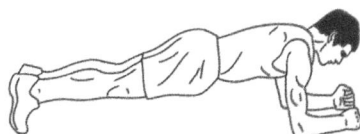

считая до 30 планка на локтях

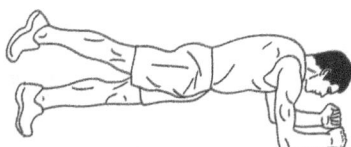

считая до 30 планка с поднятой ногой

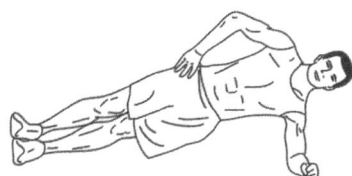

считая до 30 боковая планка

16 БОКСЕРСКАЯ ГИБКОСТЬ

Бокс требует, чтобы тело работало с эффективностью спиральной пружины и плавностью пантеры, а это требует гибкости. Не только гибкости сухожилий, но и фасций, а также наличие расслабленных, отдохнувших мышц. Тренировка *Боксерская Гибкость* задействует различные группы мышц, чтобы дать вам необходимую гибкость и контроль. Вы можете уменьшить время на восстановление до одной минуты, ваше тело поблагодарит вас за это позже.

ЦЕЛЬ: РАСТЯЖКА

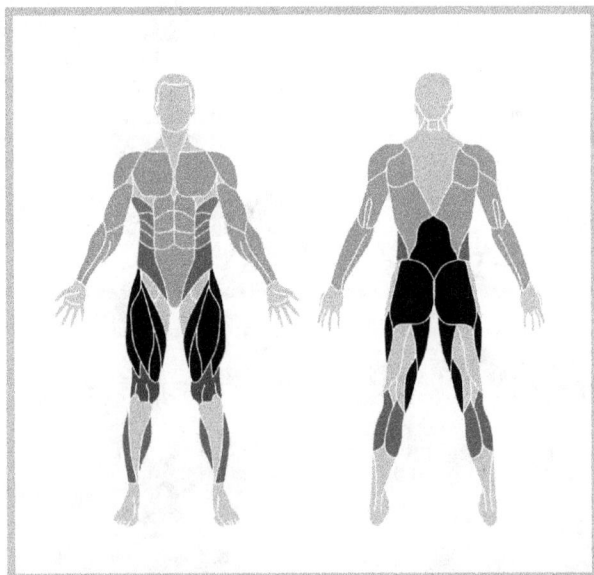

БОКСЕРСКАЯ
ГИБКОСТЬ

ТРЕНИРОВКА ОТ DAREBEE © darebee.com

УРОВЕНЬ I 3 подхода **УРОВЕНЬ II** 4 подхода **УРОВЕНЬ III** 5 подходов

2 минуты отдых

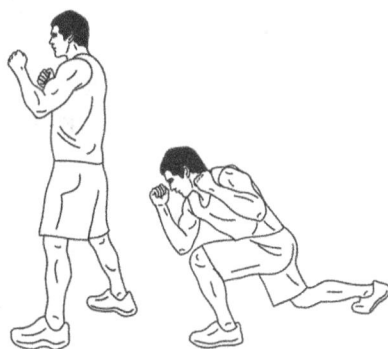

40 выпадов "локоть-к-колену" **20** наклонов вперед и назад

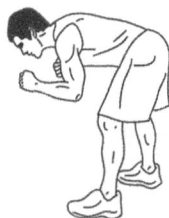

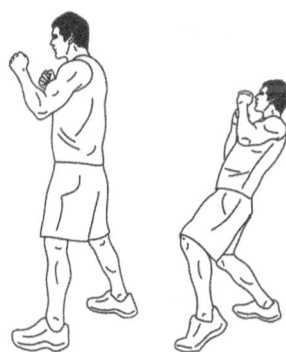

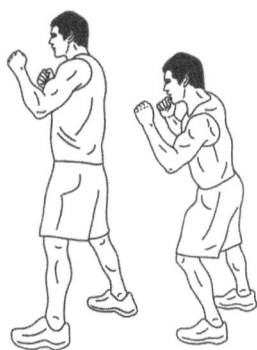

20 наклонов в стороны **20** полуприседов считая до **40** растяжка

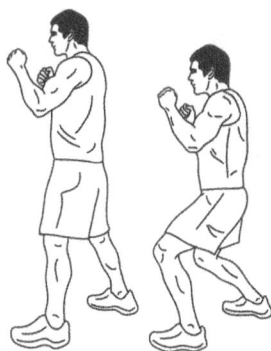

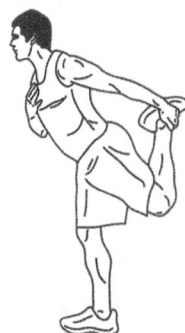

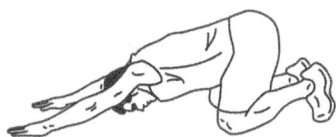

считая до **20** растяжка считая до **20** растяжка считая до **20** растяжка

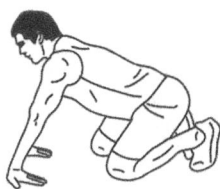

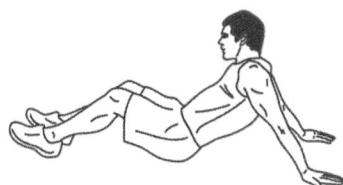

17 БОКСЕРСКАЯ СИЛА

Сила в боксе — это многофакторный результат, но проще говоря, если вы хотите иметь больше силы, чем новорожденный котенок, вам лучше быть готовым к серьезной работе. Каждая мышца имеет значение, поэтому в упражнениях тренировки *Боксерская Сила* задействуются все мышцы, которые вы только можете задействовать. Она проверяет вас, заставляя мышцы быстро уставать, а затем воздействует на них снова и снова. Если у вас под рукой есть боксерская груша, то на этой тренировке вы можете ее использовать, но это не обязательно. Нанесение ударов в воздух с вовлечением всего тела работает так же хорошо. Это тренировка уровня сложности IV, поэтому вы обязательно почувствуете ее эффект. Сократите время отдыха до одной минуты и будьте добры к себе: не давайте себе поблажки!

ЦЕЛЬ: СИЛА & ТОНУС

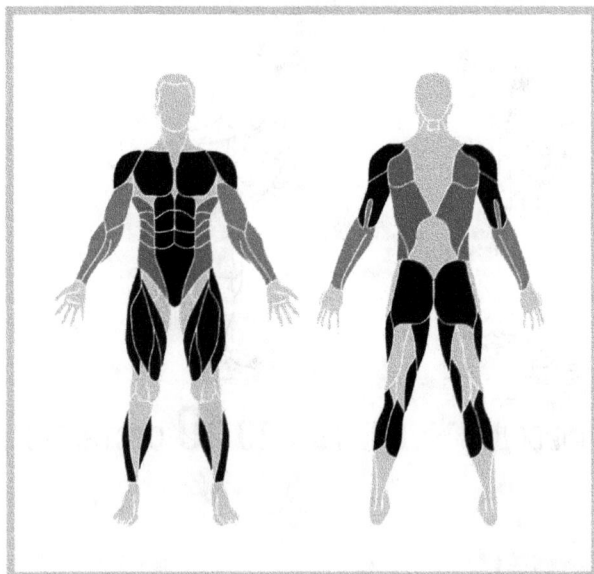

БОКСЕРСКАЯ СИЛА

ТРЕНИРОВКА ОТ DAREBEE © darebee.com

УРОВЕНЬ I 3 подхода **УРОВЕНЬ II** 4 подхода **УРОВЕНЬ III** 5 подходов **ОТДЫХ** 2 минуты

совет: последний ряд упражнений можно выполнять, используя боксерскую грушу

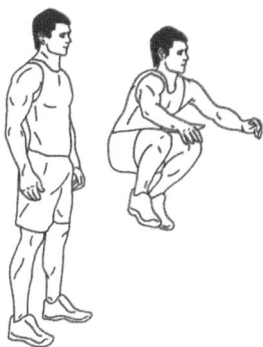

20 высоких прыжков   **20** прыжков в приседе   **20** базовых бёрпи
с прыжком

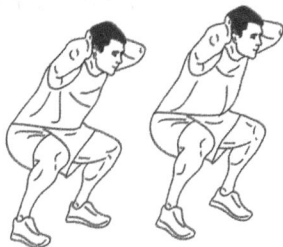

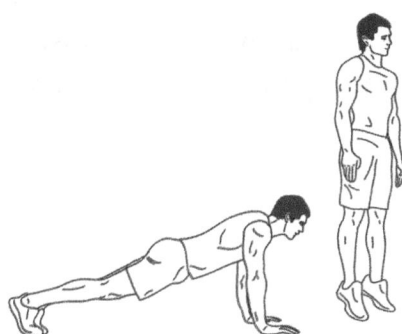

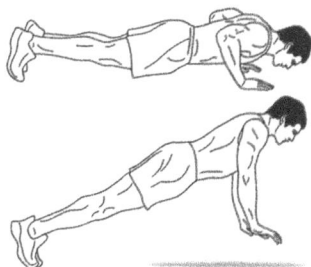

10 взрывных   **СЧИТАЯ ДО 10** низкая планка   **10** взрывных
отжиманий   отжиманий

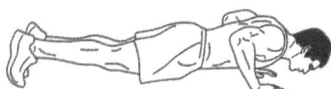

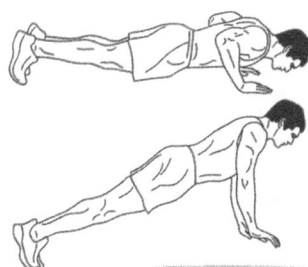

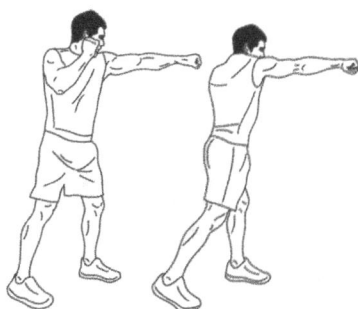

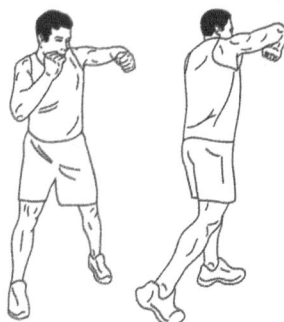

40 джеб + кросс   **40** хуков (левой + правой)   **40** джеб + хук

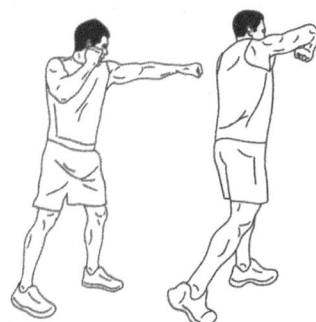

18 КАРДИО & БОЙ

Бой и кардио были созданы друг для друга, поэтому эта тренировка нажимает на все кнопки быстрого реагирования скелетных мышц, а также перегружает вашу дыхательную систему. Это тренировка с сильным жиросжигающим эффектом, которая также оптимизирует работу мышц.

ЦЕЛЬ: СЖИГАНИЕ ЖИРА

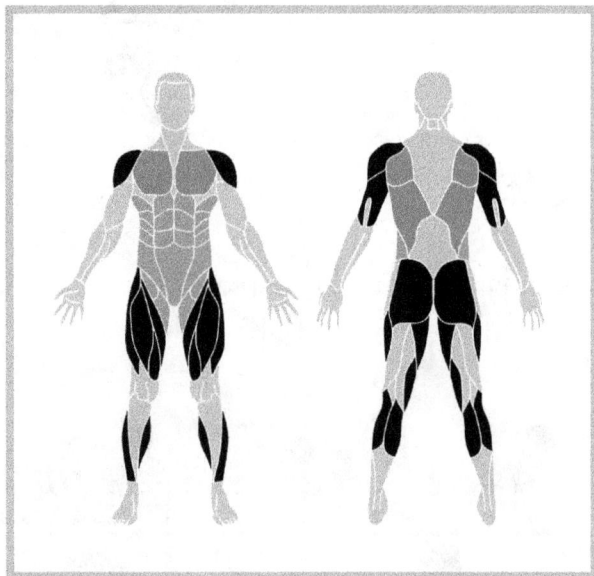

КАРДИО & БОЙ

ТРЕНИРОВКА ОТ DAREBEE © darebee.com

УРОВЕНЬ I 3 подхода **УРОВЕНЬ II** 5 подходов **УРОВЕНЬ III** 7 подходов **ОТДЫХ** до 2 мин

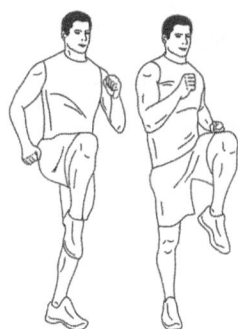

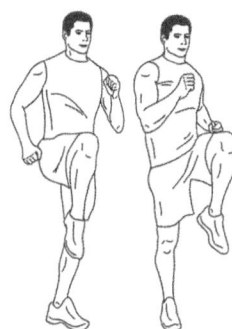

20 высоких подъемов колена

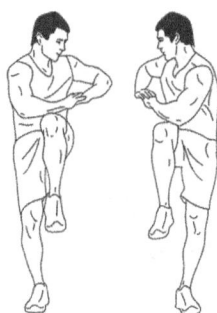

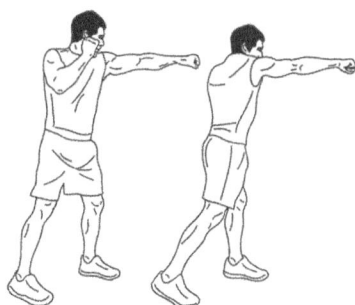

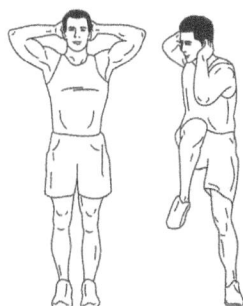

10 высоких подъемов колена с поворотом торса

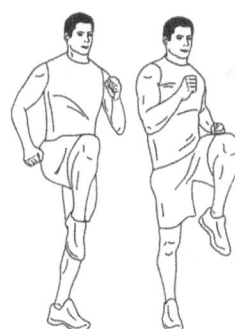

20 высоких подъемов колена

20 прямых ударов

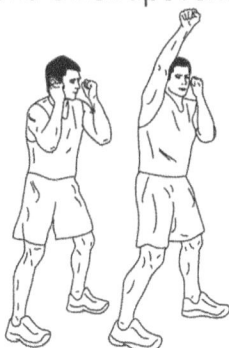

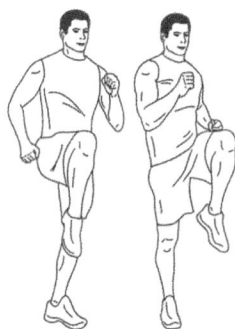

10 ударов кулаком вверх

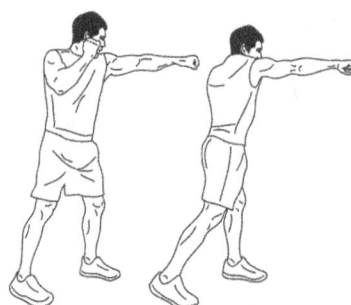

20 прямых ударов

20 высоких подъемов колена

10 движений "колено-к-локтю"

сначала с одной стороны, потом с другой

20 высоких подъемов колена

19 КАРДИО ДЕМОН

Когда вам нужна высокоинтенсивная тренировка, который заставит ваше сердце биться чаще и вызовет всплеск адреналина в крови, нет ничего лучше, чем наша тренировка *Кардио Демон*. Она быстра, она мощна, она неумолимо нагружает ваши мышцы. Если на протяжении каждого подхода вы будете выполнять упражнения, стоя на носках стоп, не позволяя пяткам касаться пола, то вы получите еще более мощную нагрузку на мышцы. И если вы дополнительно сократите время отдыха до одной минуты, это выведет вас на новый уровень производительности.

ЦЕЛЬ: СЖИГАНИЕ ЖИРА

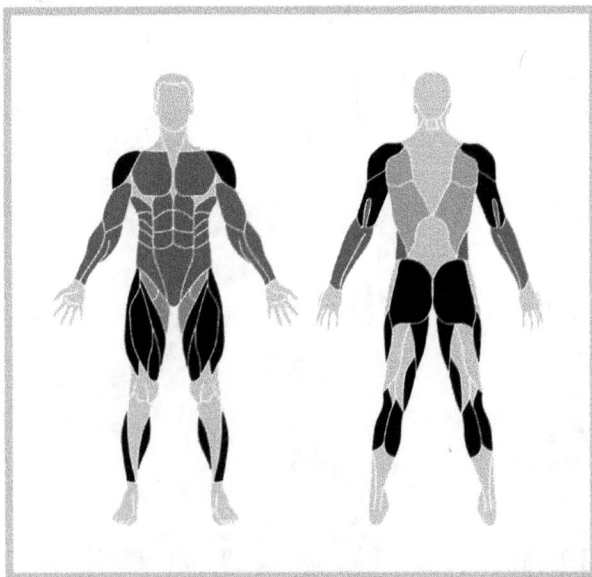

КАРДИО
ДЕМОН

ТРЕНИРОВКА ОТ DAREBEE
© darebee.com

УРОВЕНЬ I 3 подхода
УРОВЕНЬ II 5 подходов
УРОВЕНЬ III 7 подходов
ОТДЫХ до 2 минут

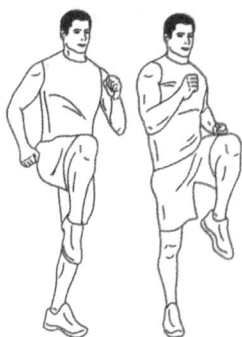

20 высоких подъемов колена

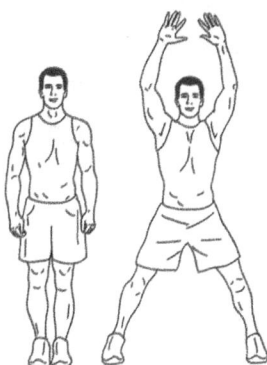

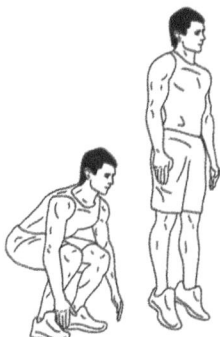

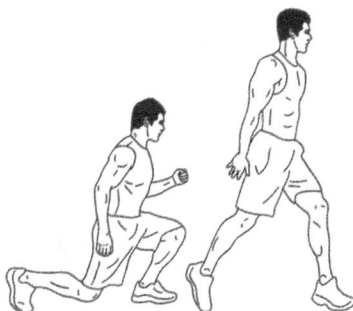

4 прыжка "ноги вместе, ноги врозь"

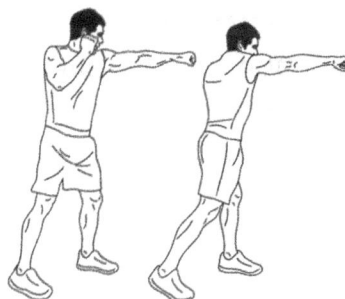

20 прямых ударов

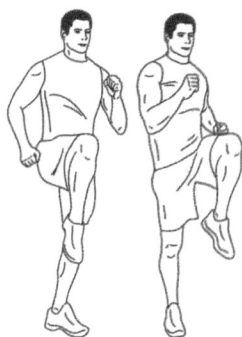

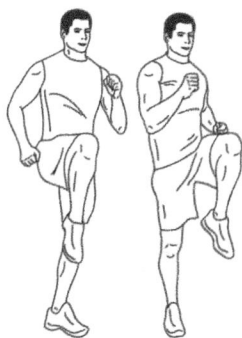

20 высоких подъемов колена

4 приседания с прыжком

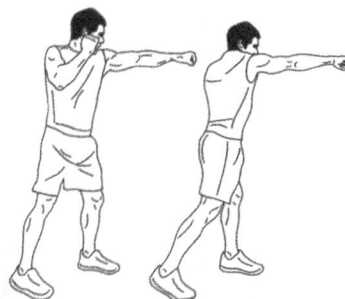

20 прямых ударов

20 высоких подъемов колена

4 выпада с прыжком

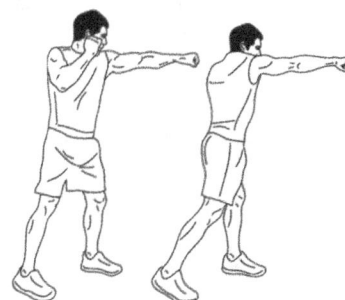

20 прямых ударов

КАРДИО ТРЕНИНГ

Кардио Тренинг — это быстрая, энергичная тренировка, предназначенная для проверки максимального значения VO2 и открытия легких. Это идеальный вариант для тех дней, когда вы не хотите слишком много думать о своей программе упражнений, но все же хотите, чтобы она выходила за рамки вашей производительности. Поднимайте колени на высоту талии, когда выполняете высокие подъемы колена, и попытайтесь уменьшить время на отдых до одной минуты — так вы увеличите вашу общую производительность.

ЦЕЛЬ: СЖИГАНИЕ ЖИРА

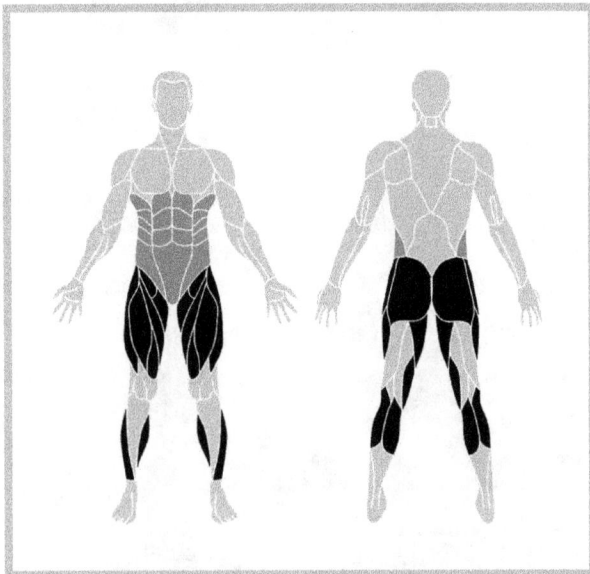

КАРДИО ТРЕНИНГ

ТРЕНИРОВКА ОТ DAREBEE © darebee.com

Уровень I 3 подхода **Уровень II** 5 подходов **Уровень III** 7 подходов **Отдых** до 2 мин

20 высоких подъемов колена
4 движения "колено-к-локтю"
20 высоких подъемов колена
4 движения "колено-к-локтю"

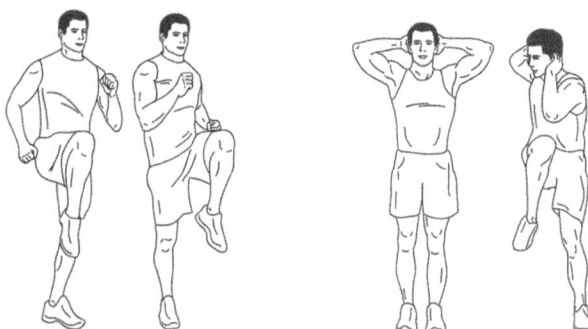

20 высоких подъемов колена
2 прыжка из стороны в сторону
20 высоких подъемов колена
2 прыжка из стороны в сторону

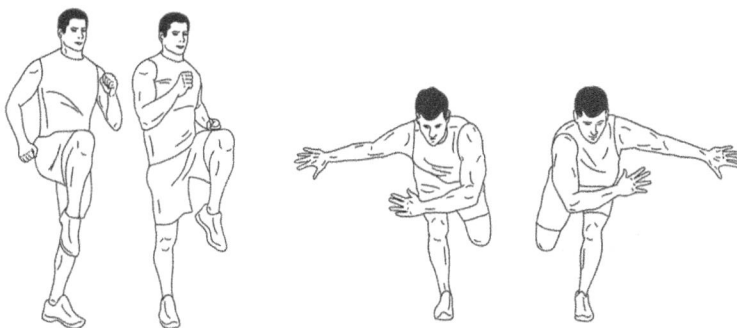

20 высоких подъемов колена
4 подъема ноги в сторону
20 высоких подъемов колена
4 подъема ноги в сторону

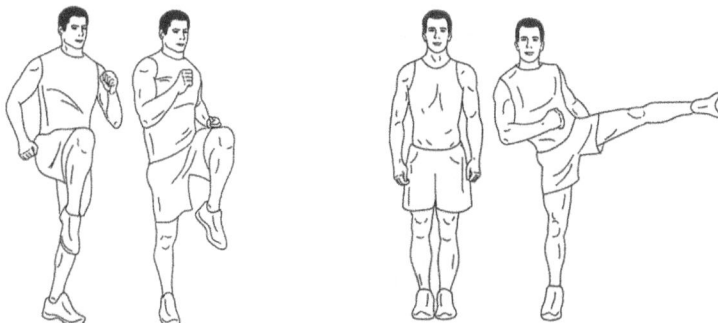

21 ОГОНЬ

Поскольку мы заземлены гравитацией и не можем ни летать, ни левитировать, наши ноги приводят в действие все. Мы используем их, чтобы прыгать, бегать, ходить, стоять и сражаться. Сила ударов и то, насколько сильно мы можем толкать, крутить и махать, требует хорошей силы ног. Тренировка *Огонь* прорабатывает нижнюю часть тела, задействуя как второстепенные, так и основные группы мышц и сухожилий, чтобы дать вам больше энергии для ваших будущих подвигов.

ЦЕЛЬ: СЖИГАНИЕ ЖИРА

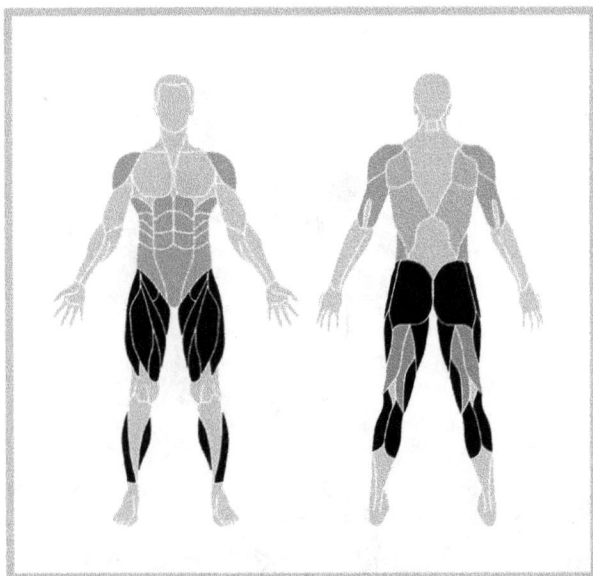

ОГОНЬ

КАРДИО ТРЕНИРОВКА ОТ DAREBEE © darebee.com

Уровень I 3 подхода **Уровень II** 5 подходов **Уровень III** 7 подходов | 2 мин отдыха

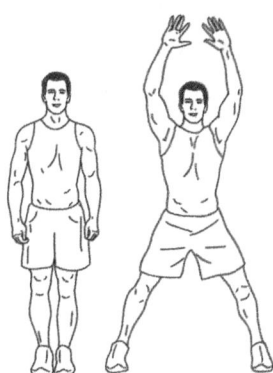

10 прыжков "ноги вместе, ноги врозь"

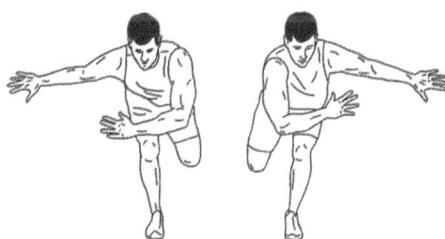

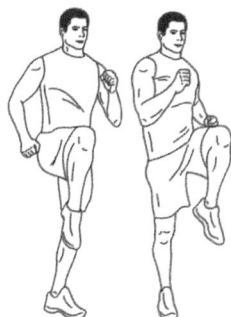

4 прыжка из стороны в сторону

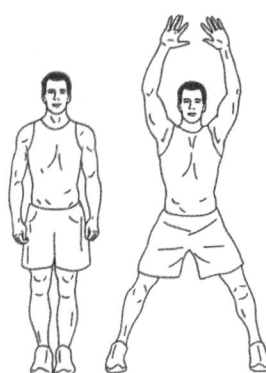

10 прыжков "ноги вместе, ноги врозь"

10 высоких подъемов колена

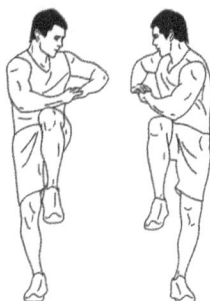

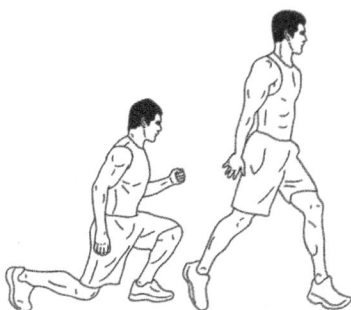

4 высоких подъемов колена с поворотом торса

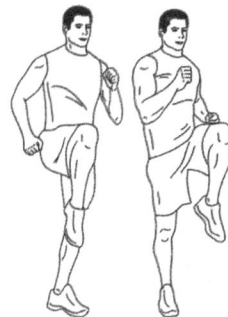

10 высоких подъемов колена

10 выпадов с прыжком

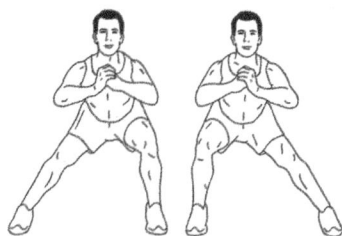

4 выпадов из стороны в сторону

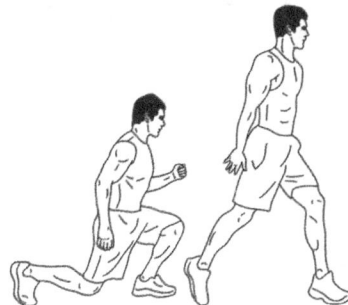

10 выпадов с прыжком

КАРДИО ЛАЙТ

Бывают моменты, когда вы хотите потренироваться, но у вас почти нет на это сил. В таких случаях *Кардио Лайт* поможет вам расслабиться морально и физически. Созданная для того, чтобы ваше тело работало без лишнего насилия над ним, это именно та тренировка, которую вы можете делать, когда находитесь в подавленном состоянии духа и вам действительно нужно взбодриться.

ЦЕЛЬ: СЖИГАНИЕ ЖИРА

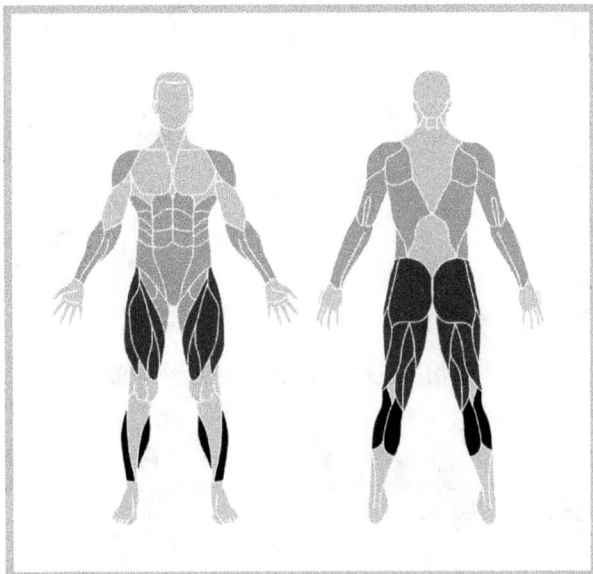

КАРДИО ЛАЙТ

ТРЕНИРОВКА ОТ DAREBEE © darebee.com

УРОВЕНЬ I 3 подхода **УРОВЕНЬ II** 5 подходов **УРОВЕНЬ III** 7 подходов **ОТДЫХ** до 2 мин

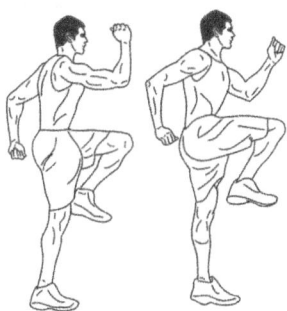

10 высоких шагов

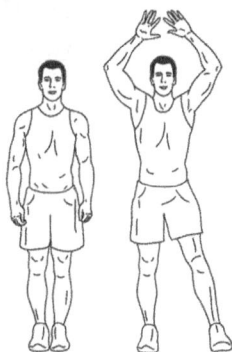

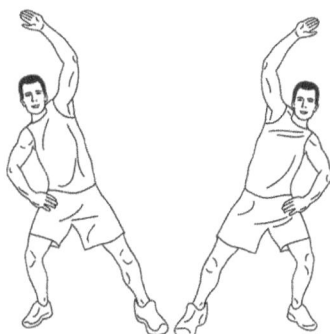

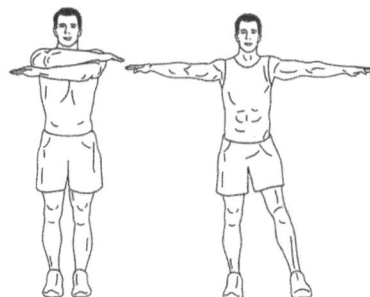

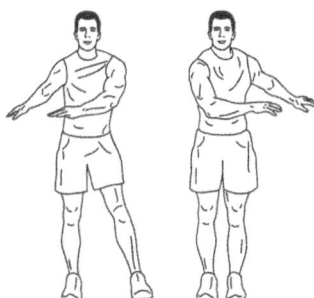

10 шагов в сторону

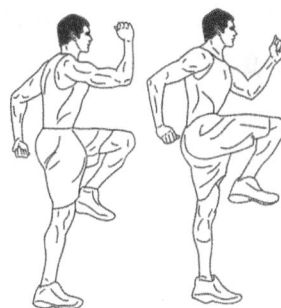

10 высоких шагов

10 энергичных наклонов из стороны в сторону

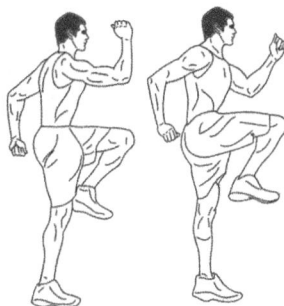

10 высоких шагов

10 шагов в сторону "ножницы"

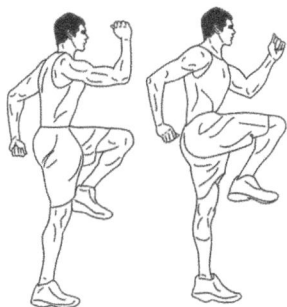

10 высоких шагов

10 шагов в сторону с поворотом торса

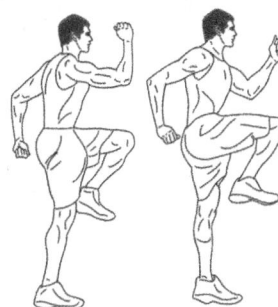

10 высоких шагов

КАРДИО ОТТЕПЕЛЬ

Кардио Оттепель не обязательно растопит ваше сердце, но вы определенно почувствуете, что это именно то, что эта тренировка пытается сделать. Это динамичный комплекс, который зарядит вас энергией и поможет поддерживать ваш физический уровень.

ЦЕЛЬ: СЖИГАНИЕ ЖИРА

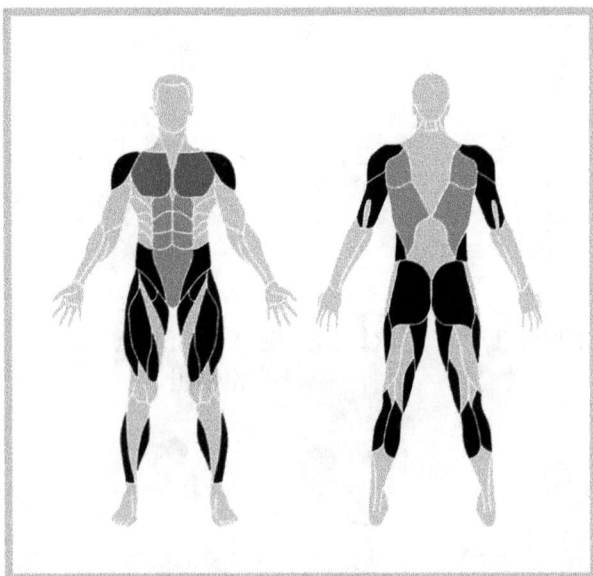

КАРДИО ОТТЕПЕЛЬ

ТРЕНИРОВКА ОТ DAREBEE © darebee.com

Уровень I 3 подхода **Уровень II** 5 подходов **Уровень III** 7 подходов **Отдых** 2 минуты

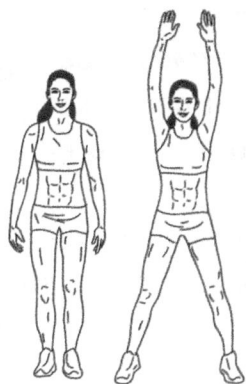

10 прыжков "ноги вместе, ноги врозь"

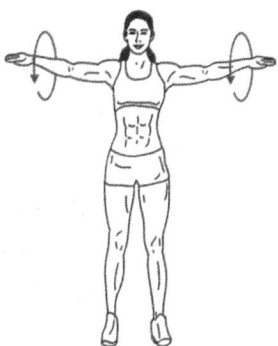

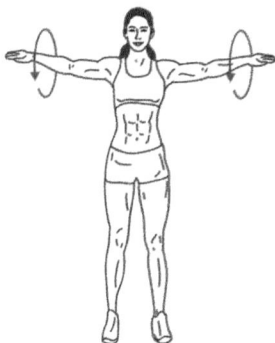

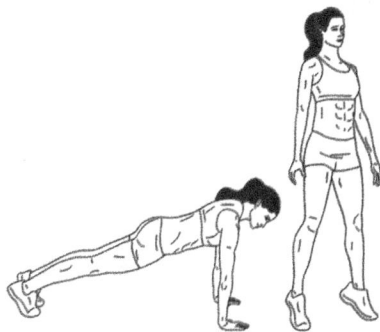

5 кругов руками

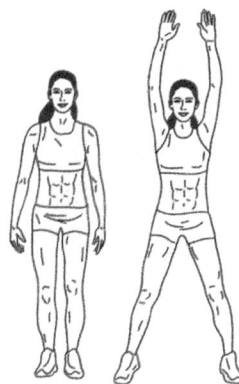

10 прыжков "ноги вместе, ноги врозь"

10 кругов руками

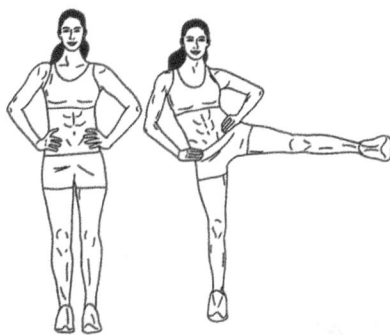

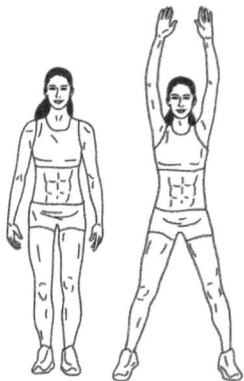

10 подъемов ноги в сторону

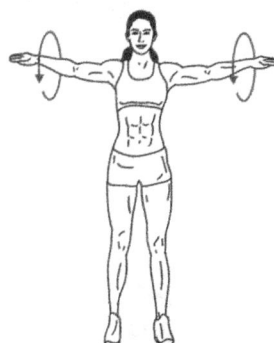

10 кругов руками

10 прыжков "ноги вместе, ноги врозь"

5 базовых бёрпи с прыжком

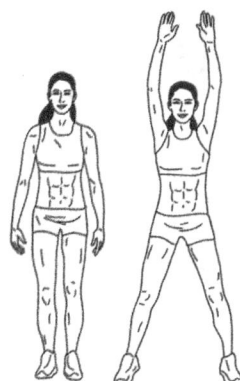

10 прыжков "ноги вместе, ноги врозь"

24 КАРДИО СОФА

Во время тренировки *Кардио Софа* ваш диван используется для чего-то совершенно другого, чем просто место для расслабления. Тренировка для нижней части тела с сильным аэробным компонентом, *Кардио Софа* идеально подходит для того дождливого дня, когда вам хочется пробежаться, но погода за окном не призывает к подвигам или вам просто лень надевать спортивную форму и выходить на улицу.

Совет: При выполнении высоких подъемов колена, поднимайте колени до уровня талии и энергично работайте руками, тогда вы быстро войдете в зону потоотделения и почувствуете желаемый прилив энергии.

ЦЕЛЬ: СЖИГАНИЕ ЖИРА & ПРЕСС

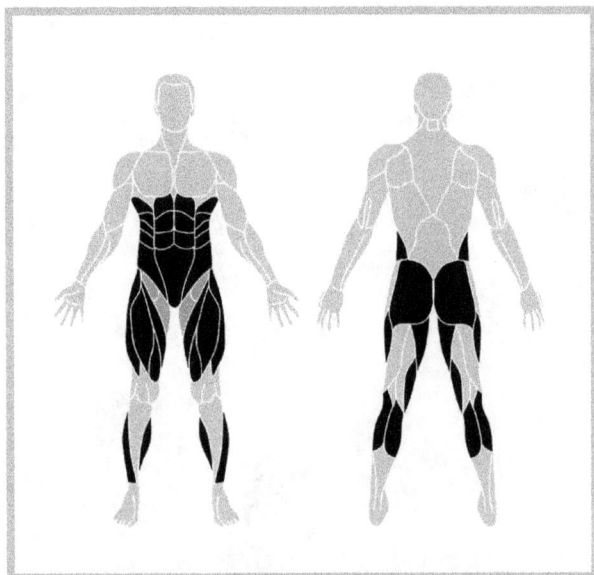

КАРДИО СОФА

ТРЕНИРОВКА ОТ DAREBEE © darebee.com

УРОВЕНЬ I 3 подхода **УРОВЕНЬ II** 5 подходов **УРОВЕНЬ III** 7 подходов **ОТДЫХ** 2 минуты

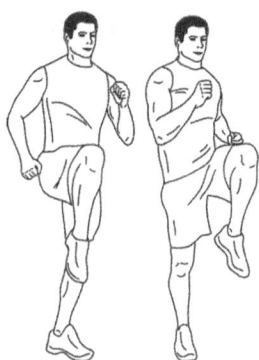

40 высоких подъемов колена

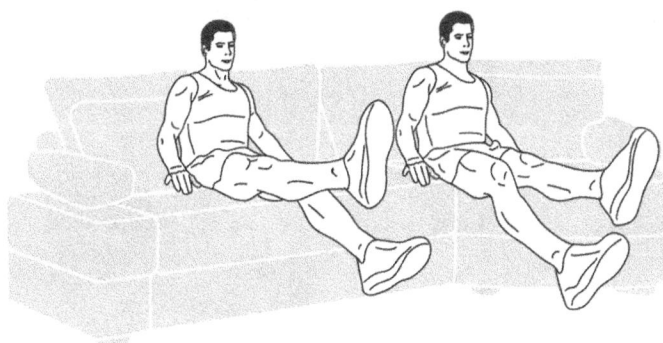

20 махов ногами

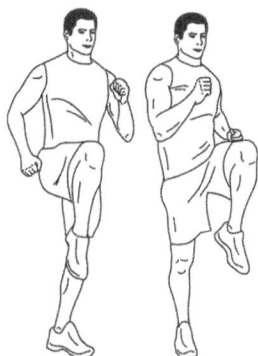

40 высоких подъемов колена

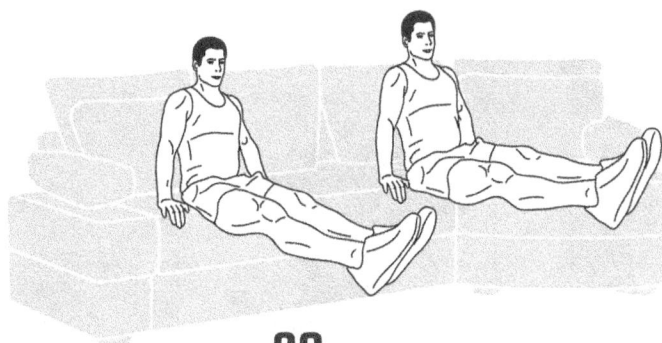

20 подъемов ног

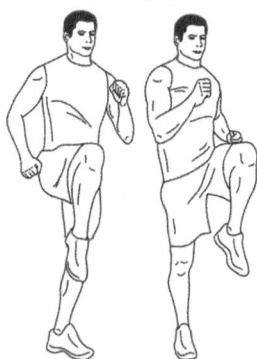

40 высоких подъемов колена

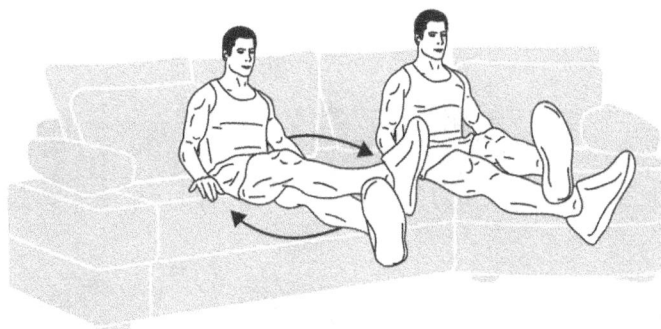

20 "ножниц"

25 ПРЕВРАЩЕНИЕ

Если вам нужен фасциальный фитнес и проработка сухожилиий, то трени-ровка *Превращение* станет для вас настоящим подарком. Нагружая тело, как будто оно не имеет массы и гравитация не имеет значения, вы испытаете восторг от полного контроля над вашим телом и заодно увеличите общую силу.

ЦЕЛЬ: СЖИГАНИЕ ЖИРА

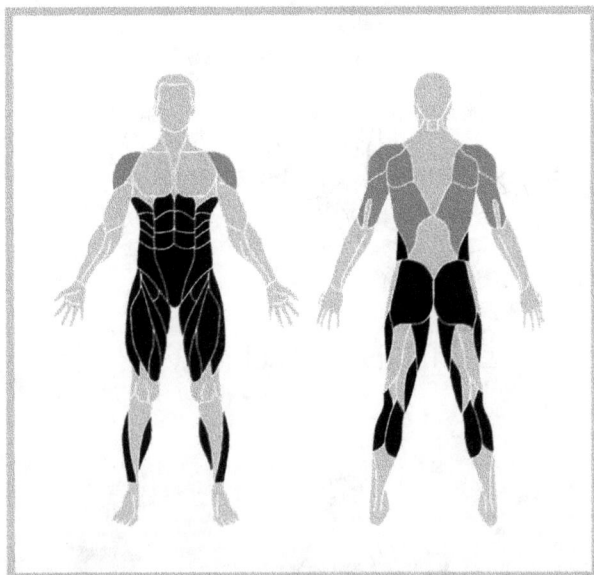

ПРЕВРАЩЕНИЕ

ТРЕНИРОВКА ОТ DAREBEE © darebee.com

УРОВЕНЬ I 3 подхода **УРОВЕНЬ II** 5 подходов **УРОВЕНЬ III** 7 подходов **ОТДЫХ** до 2 минут

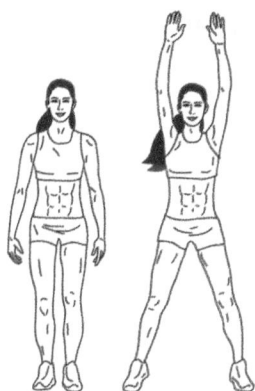

10 прыжков "ноги вместе, ноги врозь"

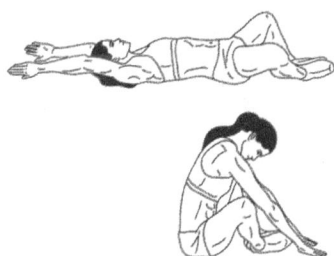

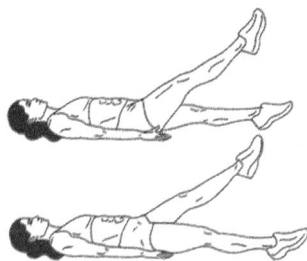

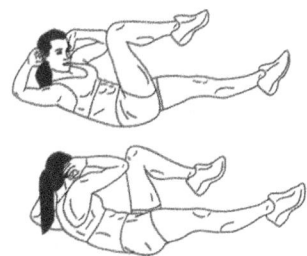

10 подъемов корпуса "бабочка"

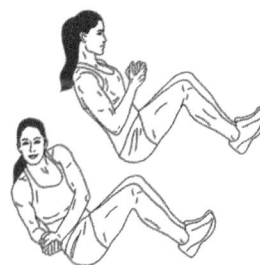

10 поворотов корпуса "русский твист"

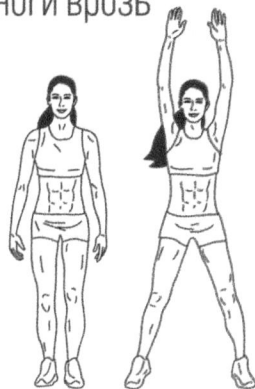

10 прыжков "ноги вместе, ноги врозь"

10 махов ногами

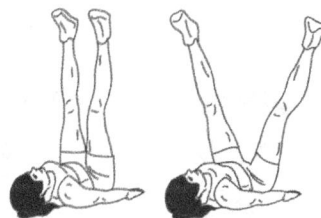

10 разведений ног

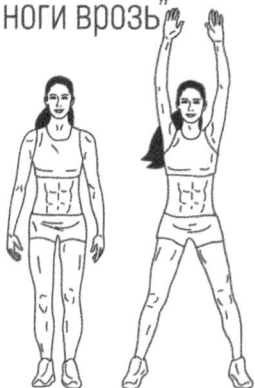

10 прыжков "ноги вместе, ноги врозь"

10 скручиваний "колено-к-локтю"

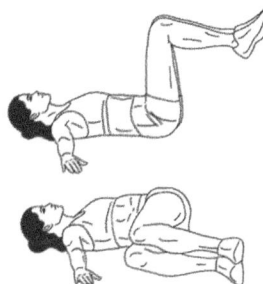

10 поворотов согнутых в коленях ног

26 ЦЕНТУРИОН

В древнем мире фитнес был скорее суровой жизненной необходимостью, чем развлечением. Тренировка *Центурион* направлена на мышцы, используемые телом, когда ему нужно быстро двигаться, высоко прыгать и геройски драться.

ЦЕЛЬ: СИЛА & ТОНУС

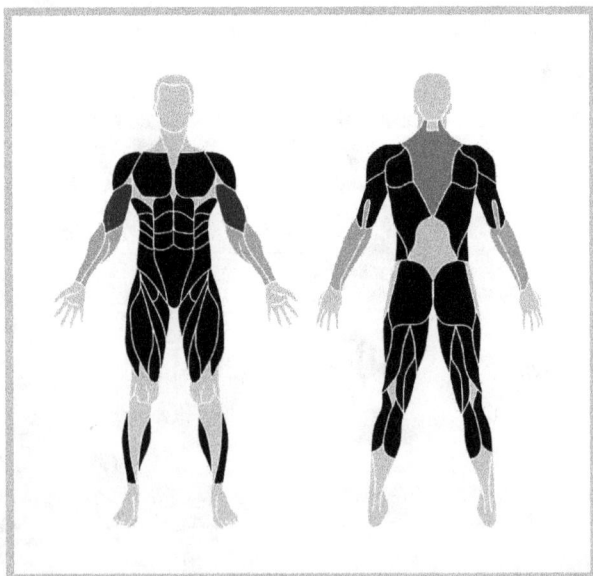

ЦЕНТУРИОН

ТРЕНИРОВКА ОТ DAREBEE © darebee.com

УРОВЕНЬ I 3 подхода **УРОВЕНЬ II** 5 подходов **УРОВЕНЬ III** 7 подходов **ОТДЫХ** до 2 мин

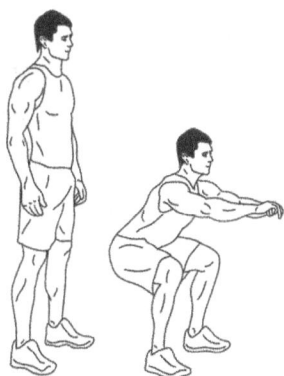

10 комбо приседание + подъем на носки

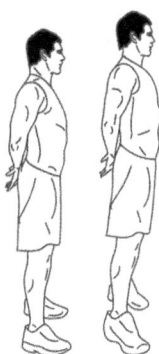

10 выпадов из стороны в сторону

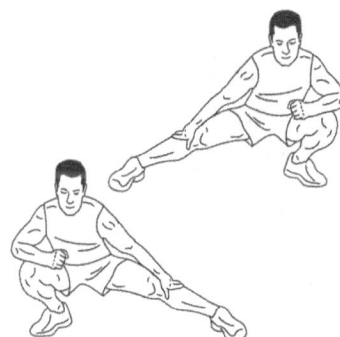

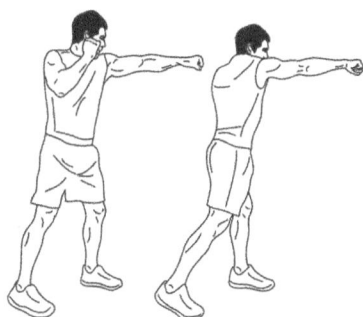

10 комбо джеб + кросс + отжимание

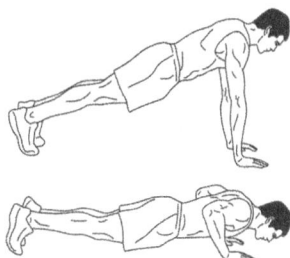

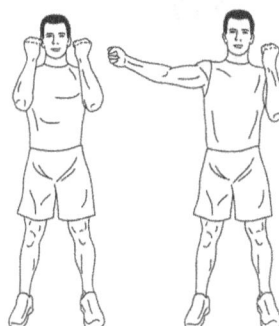

10 боковых ударов

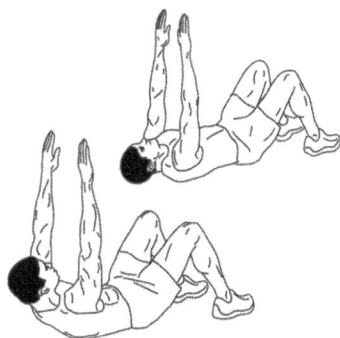

10 скручиваний с поднятыми руками

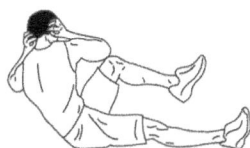

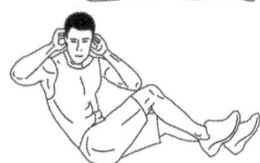

10 скручиваний "колено-к-локтю"

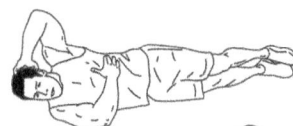

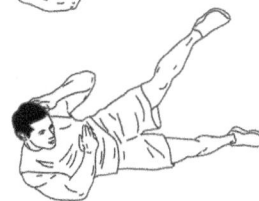

10 боковых скручиваний

27 ЦЕРБЕР

Несмотря на простоту, с которой мы можем ею пользоваться, сила нашей верхней части тела по сравнению с размером нашего тела, довольно слаба. Тренировка *Цербер* пытается решить эту задачу сразу, и это намек на то, как вы будете себя чувствовать на следующий день. Если вы уменьшите время на отдых до минуты, то в итоге вы получите тренировку, которая даст вам силу, может помочь с увеличением скорости конечностей, а также проверит вашу производительность VO2 Max.

ЦЕЛЬ: СИЛА & ТОНУС

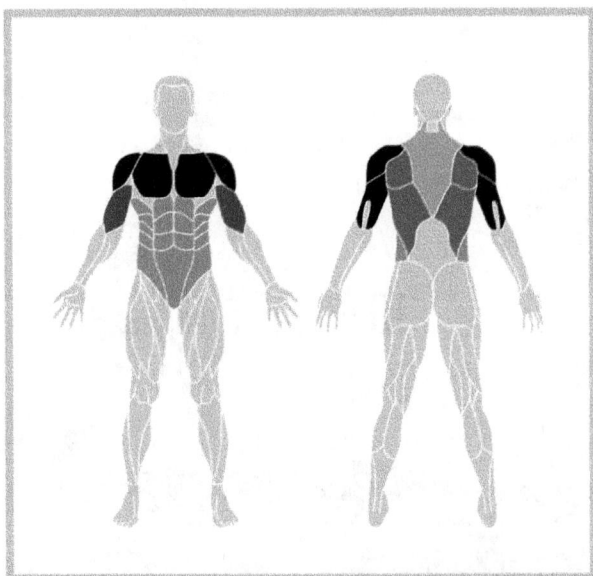

ЦЕРБЕР

ТРЕНИРОВКА ОТ DAREBEE © darebee.com

УРОВЕНЬ I 3 подхода **УРОВЕНЬ II** 5 подходов **УРОВЕНЬ III** 7 подходов **ОТДЫХ** до 2 мин

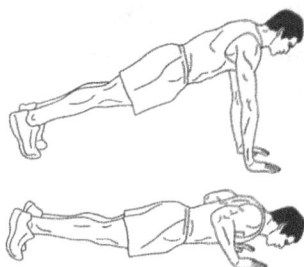

6 отжиманий

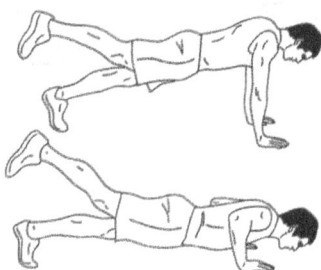

4 отжимания
с поднятой ногой

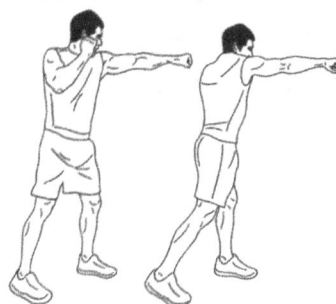

20 прямых ударов

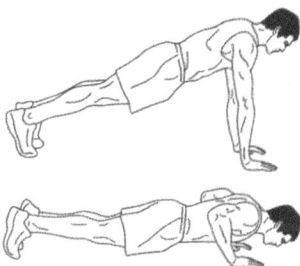

6 отжиманий

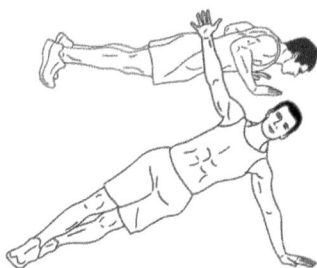

4 отжимания
с поворотом корпуса

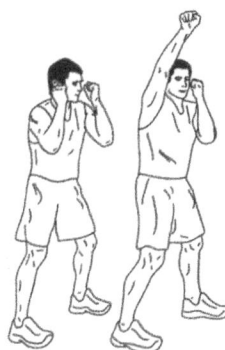

20 ударов кулаком вверх

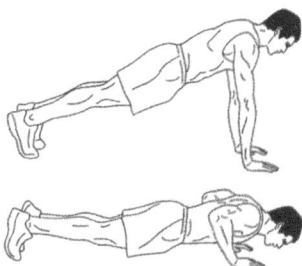

6 отжиманий

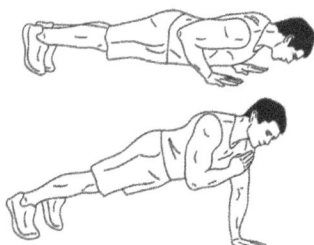

4 отжимания
с касанием плеча

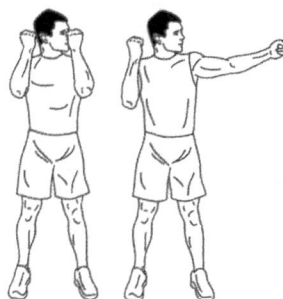

20 боковых ударов

ПЕРВАЯ ГЛАВА

Каждый имеет право на новое начало, и тренировка *Первая Глава* мягко вернет вас в ритм фитнеса, не заставляя выходить из зоны комфорта слишком далеко. Она задействует все основные группы мышц, повышает температуру тела и даже, в некоторой степени, прорабатывает ваши аэробные возможности, давая вам тренировку, которая является прочной основой для ваших будущих успехов в во всех видах спорта.

ЦЕЛЬ: СЖИГАНИЕ ЖИРА

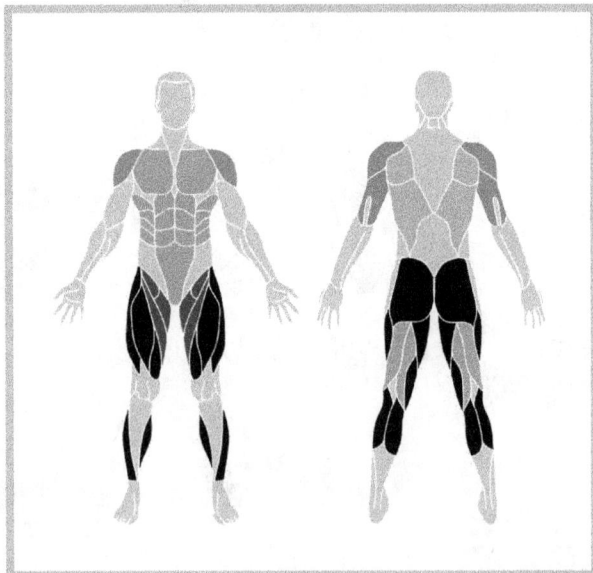

ПЕРВАЯ ГЛАВА

ТРЕНИРОВКА ОТ DAREBEE © darebee.com

УРОВЕНЬ I 3 подхода **УРОВЕНЬ II** 5 подходов **УРОВЕНЬ III** 7 подходов **ОТДЫХ** до 2 минут

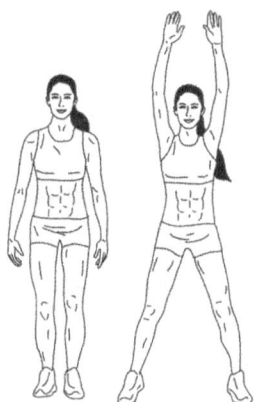

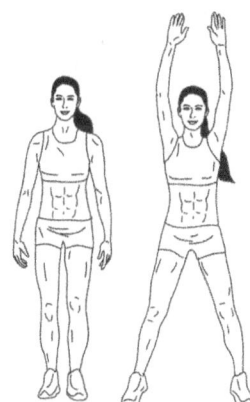

10 прыжков "ноги вместе, ноги врозь"

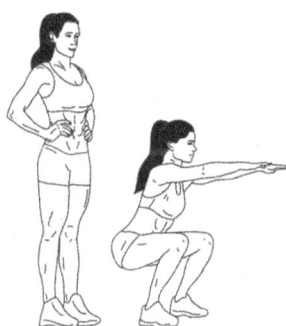

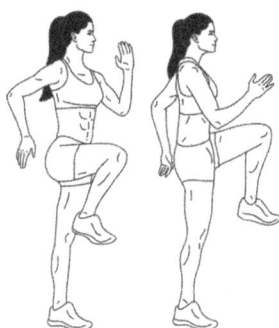

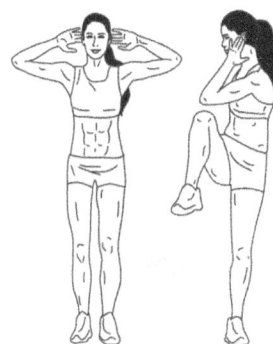

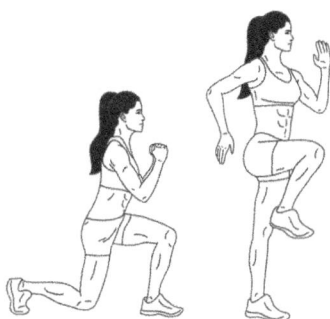

6 приседаний

10 прыжков "ноги вместе, ноги врозь"

10 шагов на месте

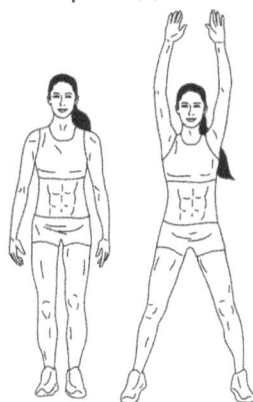

10 прыжков "ноги вместе, ноги врозь"

10 движений "колено-к-локтю"

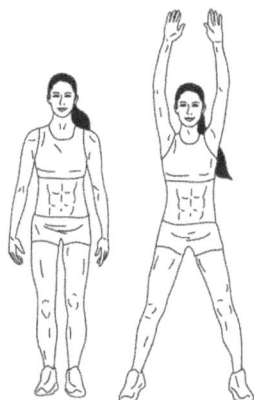

10 прыжков "ноги вместе, ноги врозь"

6 выпадов с подъемом колена

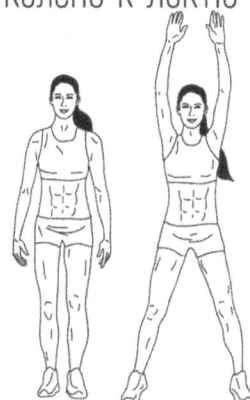

10 прыжков "ноги вместе, ноги врозь"

29 ГОНКА

Когда за вами гонятся, нужно бежать. Вашему телу требуются сильные мышцы, мощные сухожилия, сердечно-сосудистая система, которая действительно заставит ваше сердце биться сильнее и быстрее направлять кровь ко всем нужным группам мышц, плюс к тому, вам нужна ваша аэробная производительность: максимальный объем VO2 должен быть как можно ближе к оптимальному. Тренировка *Гонка* делает все это для вас, но, поскольку разница между бегством и преследованием на самом деле небольшая, она действительно подготавливает вас к тем временам, когда вам нужно будет быть тем, кто будет преследовать.

ЦЕЛЬ: СЖИГАНИЕ ЖИРА

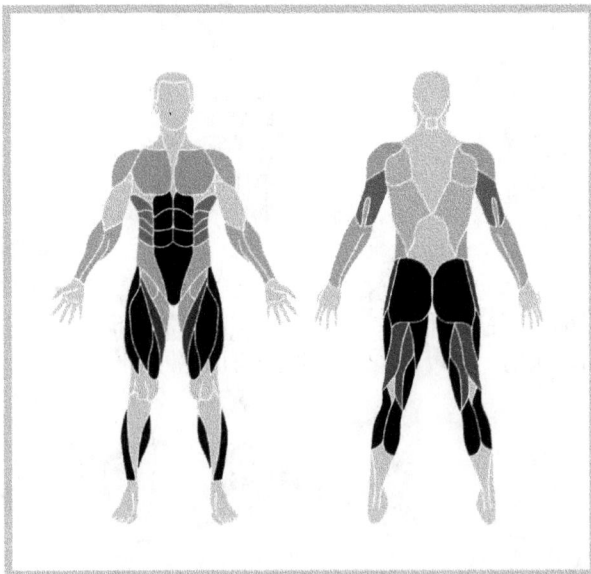

ГОНКА

ТРЕНИРОВКА ОТ DAREBEE © darebee.com

УРОВЕНЬ I 3 подхода **УРОВЕНЬ II** 5 подходов **УРОВЕНЬ III** 7 подходов **ОТДЫХ** до 2 мин

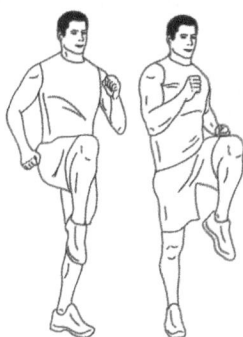

20 высоких подъемов колена

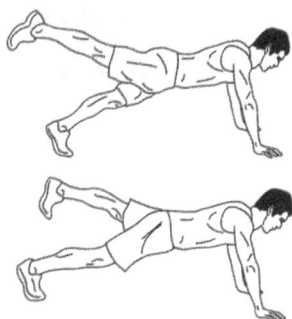

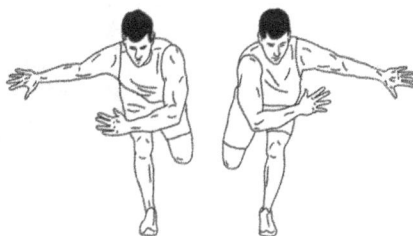

4 подъема ноги в планке

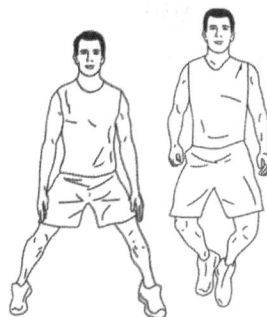

4 прыжка с "хлопком" ступнями

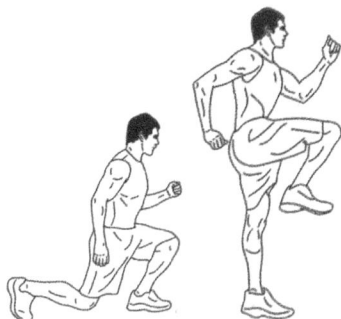

10 выпадов с подъемом колена

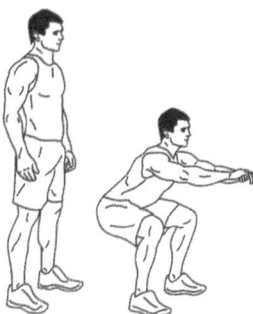

4 приседания

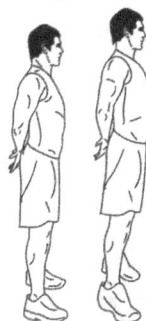

4 подъема на носки

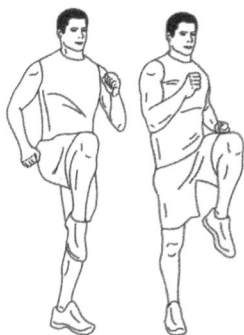

20 высоких подъемов колена

2 прыжка из стороны в сторону

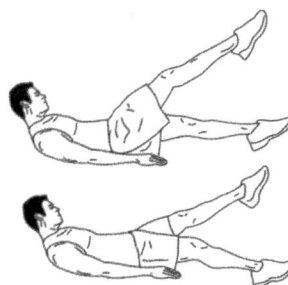

20 махов ногами

ХИМЕРА

Тренировка *Химера* — это смешанный зверь фитнеса. Она использует такой набор упражнений, который проверит силу сухожилий, активирует мышцы, подтолкнет сердечно-сосудистую систему и сделает кор сильнее. Единственное, что могло бы улучшить ее, это если вы дважды выполните весь комплекс на уровне III.

ЦЕЛЬ: СЖИГАНИЕ ЖИРА

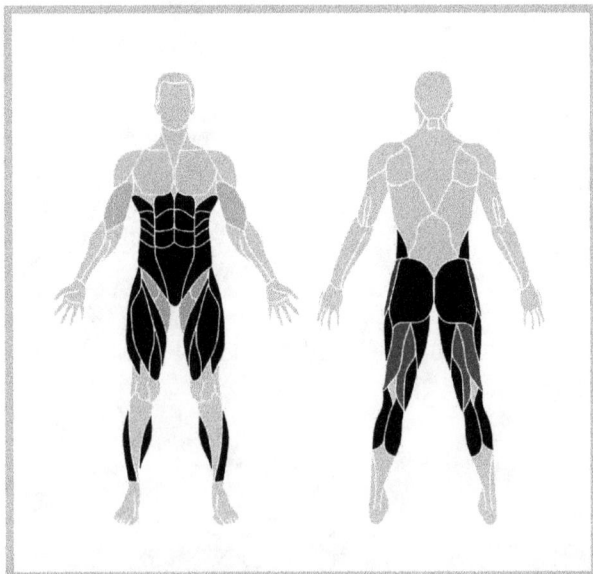

ХИМЕРА

ТРЕНИРОВКА ОТ DAREBEE © darebee.com

УРОВЕНЬ I 3 подхода **УРОВЕНЬ II** 5 подходов **УРОВЕНЬ III** 7 подходов **ОТДЫХ** до 2 мин

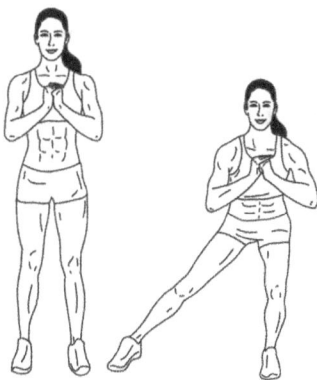

20 выпадов из стороны
в сторону

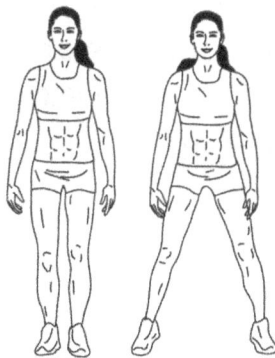

20 комбо прыжок + подъем ноги в сторону

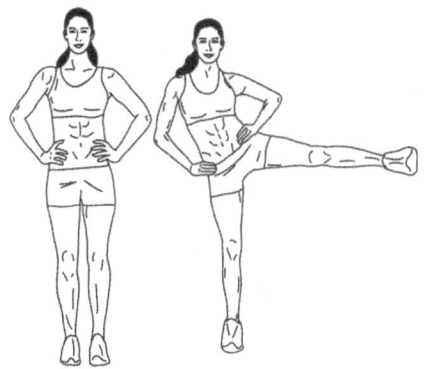

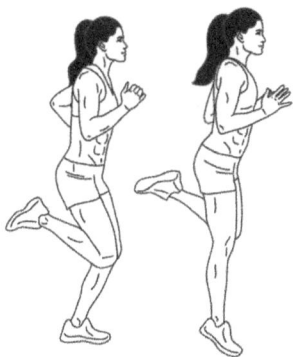

10 захлестов голени
назад

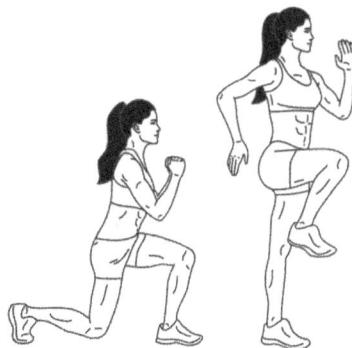

10 выпадов с подъемом
колена

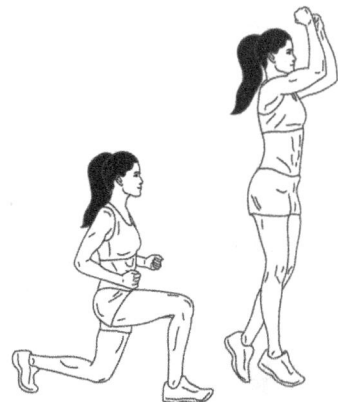

10 выпадов с прыжком

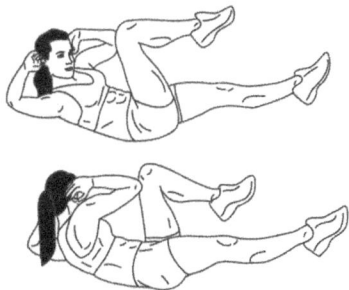

10 скручиваний
"колено-к-локтю"

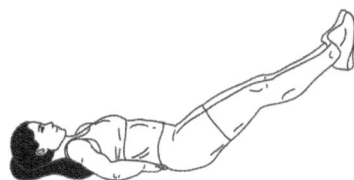

считая до 10 удержание
поднятых ног

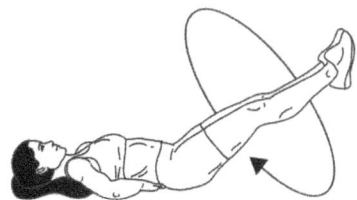

10 кругов ногами

ДОЛОТО

Чтобы добиться такого точеного телосложения, необходимы терпение, настойчивость и умение трудиться над этим день за днем. *Долото*, конечно же, — это тренировка, которая поможет вам в этом. Сочетание аэробных и силовых упражнений задействует все основные группы мышц, так что ваше тело будет меняться так, как вы этого хотите.

ЦЕЛЬ: СЖИГАНИЕ ЖИРА

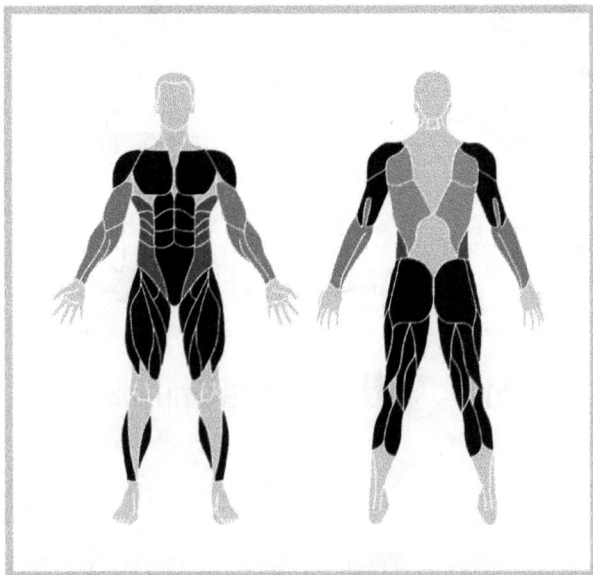

ДОЛОТО

ТРЕНИРОВКА ОТ DAREBEE © darebee.com

УРОВЕНЬ I 3 подхода **УРОВЕНЬ II** 5 подходов **УРОВЕНЬ III** 7 подходов **ОТДЫХ** до 2 мин

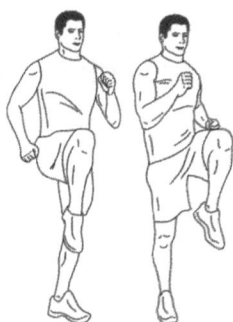

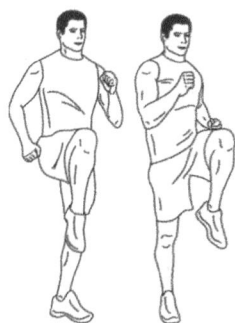

20 высоких подъемов колена

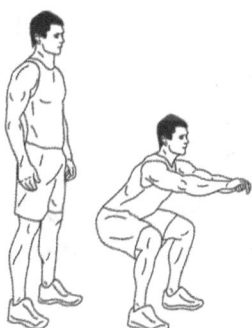

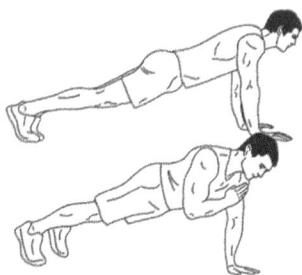

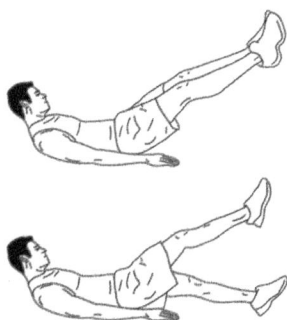

10 приседаний

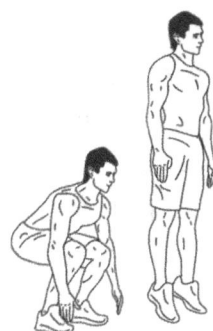

2 приседания с прыжком

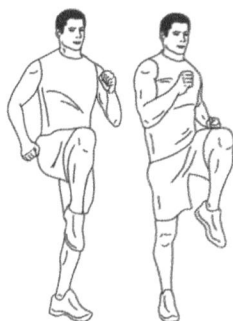

20 высоких подъемов колена

10 касаний плеча

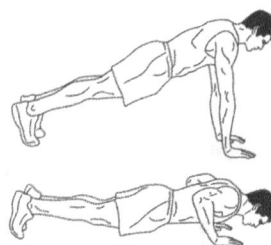

2 отжимания

20 высоких подъемов колена

10 махов ногами

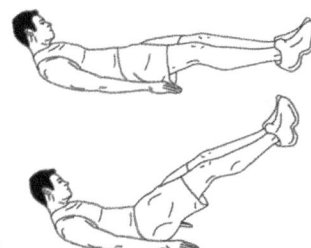

2 подъема ног

32 КОД-НОЛЬ

Код-Ноль — это силовая тренировка, которая позволит вам почувствовать мышцы в тех местах, о которых вы даже не подозревали. Она разработана, чтобы выполняться в медленном, продуманном темпе, уделяя внимание технике выполнения. Поэтому прямые удары рукой центрируются и выполняются с полным разворотом тела и микросекундной блокировкой локтя; отжимания должны быть глубокими и медленными; удары ногами также выполняются медленно, и до того, как нога отводится назад, необходимо сделать задержку в доли секунды. В результате вы получаете тренировку, которая не подтолкнет вас к увеличению аэробной способности или выносливости, но поможет вам развить стабильность, мощный кор и сильные мышцы.

ЦЕЛЬ: СИЛА & ТОНУС

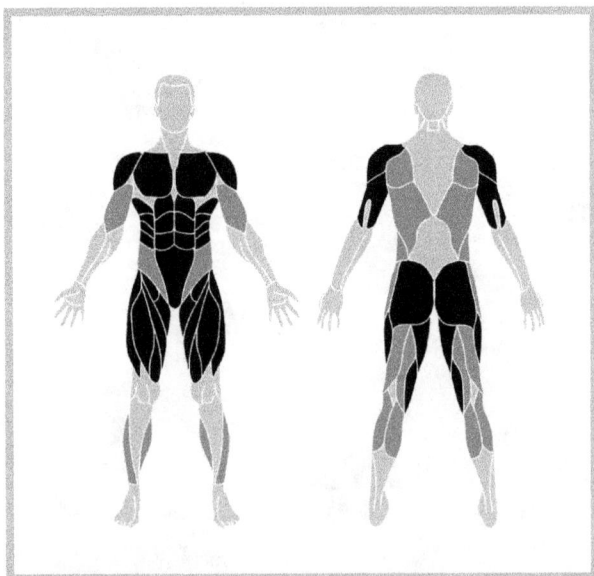

КОД-НОЛЬ

ТРЕНИРОВКА ОТ DAREBEE © darebee.com

УРОВЕНЬ I 3 подхода **УРОВЕНЬ II** 5 подходов **УРОВЕНЬ III** 7 подходов **ОТДЫХ** до 2 мин

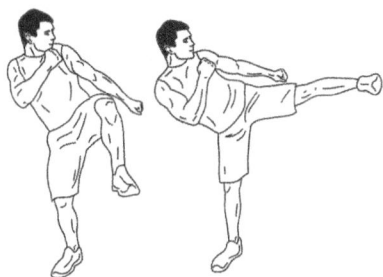

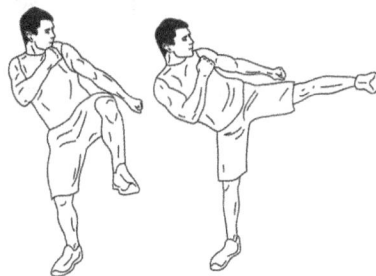

20 боковых ударов   **5** отжиманий   **20** боковых ударов

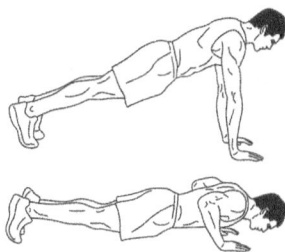

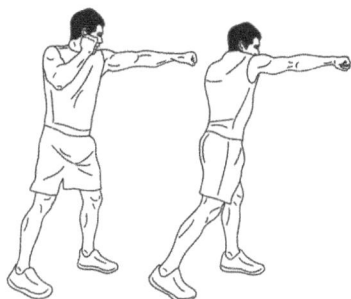

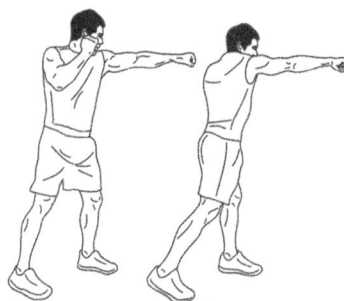

20 прямых ударов   **5** отжиманий   **20** прямых ударов

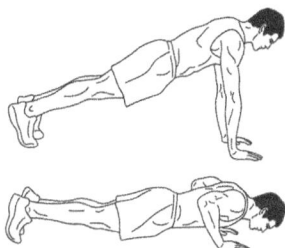

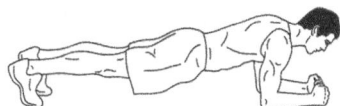

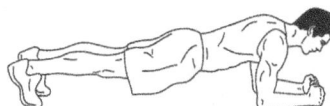

считая до 20 планка на локтях   **5** отжиманий   **считая до 20** планка на локтях

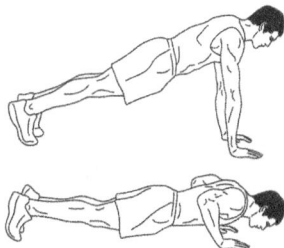

33   КОМАНДИР

Командир — это силовая тренировка, в которой динамическое движение прямых ударов сочетается с упражнениями, которые испытывают работу почти всех групп мышц. Акцент здесь делается на движении всего тела, поэтому все должно выполняться с использованием правильной техники, а не скорости. В результате вы получаете силовую тренировку, которая повышает температуру тела, не погружая вас в аэробную зону.

ЦЕЛЬ: СИЛА & ТОНУС

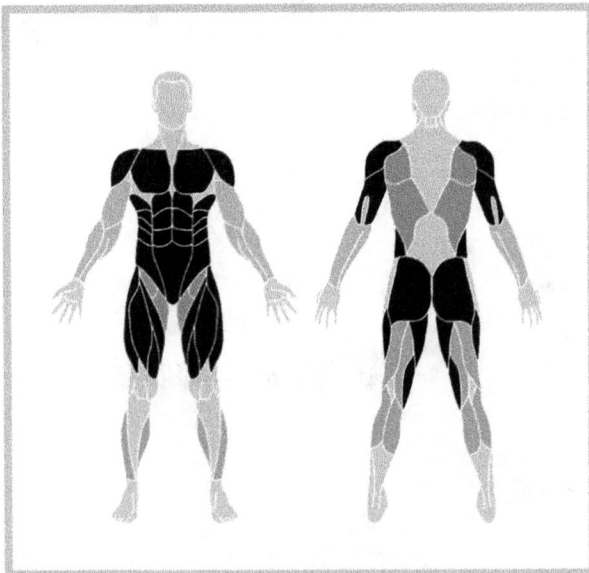

КОМАНДИР

ТРЕНИРОВКА ОТ DAREBEE © darebee.com

УРОВЕНЬ I 3 подхода **УРОВЕНЬ II** 5 подходов **УРОВЕНЬ III** 7 подходов **ОТДЫХ** до 2 мин

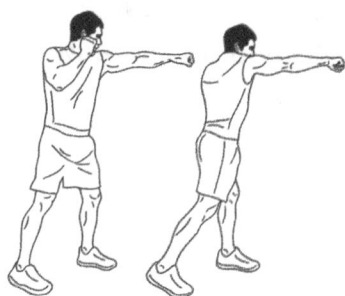

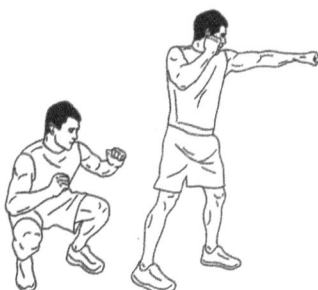

40 джеб + кросс   **20** присед + джеб   **40** джеб + кросс

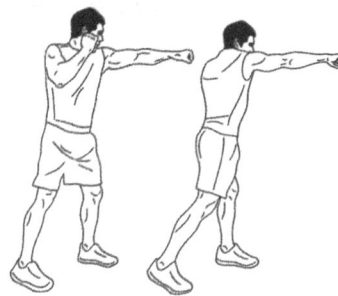

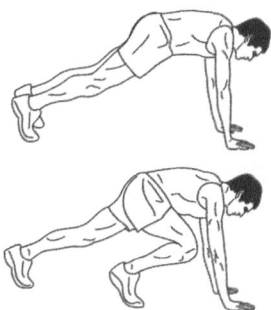

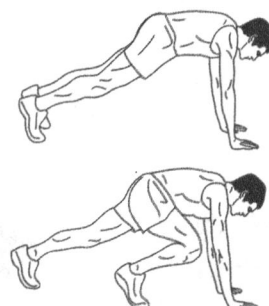

20 медленных "скалолазов"   **20** отжиманий   **20** медленных "скалолазов"

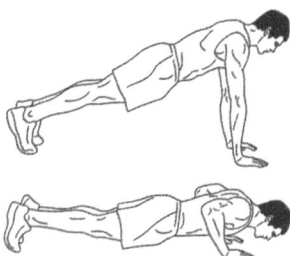

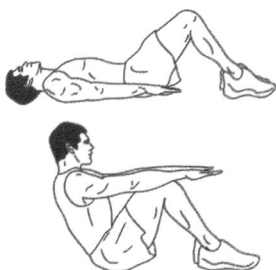

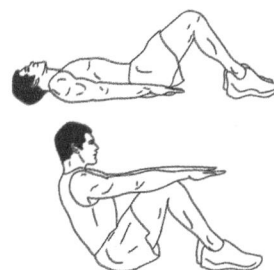

20 подъемов корпуса   **20** поворотов корпуса "русский твист"   **20** подъемов корпуса

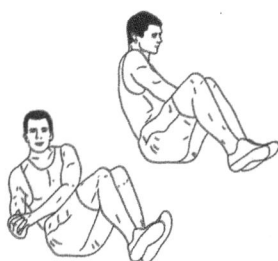

34 КОММАНДО

Бывают случаи, когда вам нужно, чтобы ваше тело подчинялось вам в прямом смысле этого слова. Вам нужно, чтобы ваши мышцы реагировали быстро и точно. Тренировка *Коммандо* нажимает на все нужные кнопки, помогая вашему телу развить ту точность управления, которую вы искали.

ЦЕЛЬ: СИЛА & ТОНУС

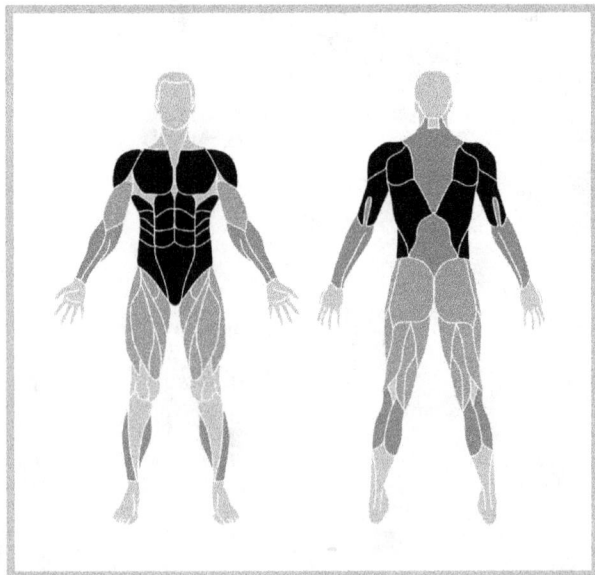

КОММАНДО

ТРЕНИРОВКА ОТ DAREBEE © darebee.com

УРОВЕНЬ I 3 подхода **УРОВЕНЬ II** 4 подхода **УРОВЕНЬ III** 5 подходов **ОТДЫХ** до 2 мин

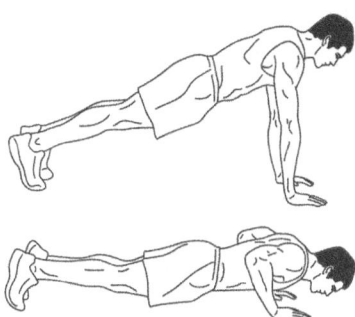

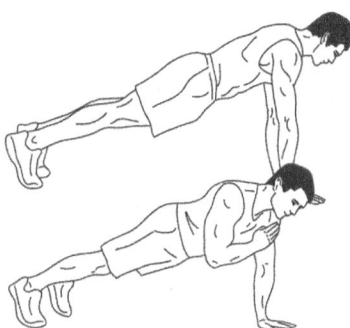

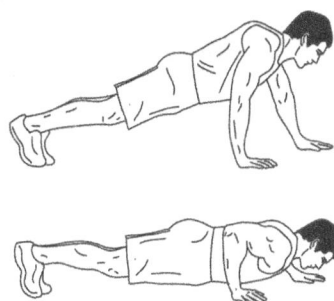

СКОЛЬКО МОЖЕТЕ отжимания

10 касаний плеча

4 отжимания
со смещенными руками

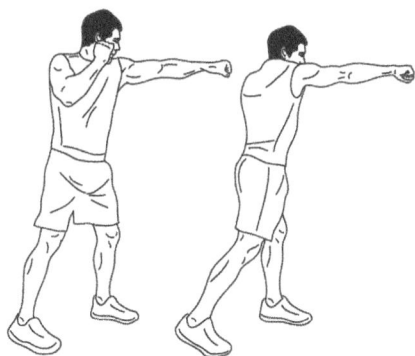

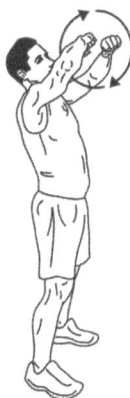

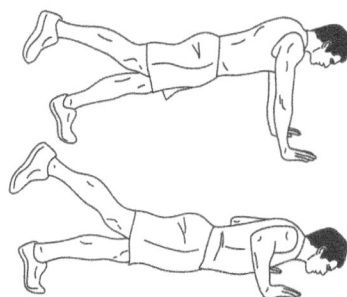

40 прямых ударов

40 быстрых движений
руками

4 отжимания
с поднятой ногой

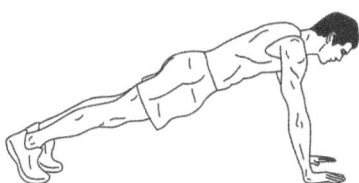

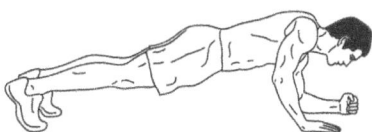

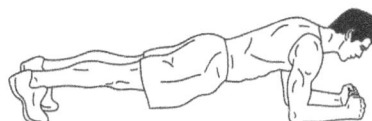

10 планок с переходом из верхнего положения в нижнее

35 ЗАВОЕВАТЕЛЬ

Завоеватель — это тренировка, которую вы наверняка выберете, когда на самом деле не очень хотите тренироваться. Она выглядит и кажется обманчиво простой. Ее стабильный темп постепенно «накапливает пар», но не вызывает чувства, что вам нужно сильно напрягаться, чтобы завершить ее. Тем не менее эта тренировка задействует все имеющиеся у вас большие группы мышц и дает довольно мощный толчок с точки зрения эффективности.

ЦЕЛЬ: СИЛА & ТОНУС

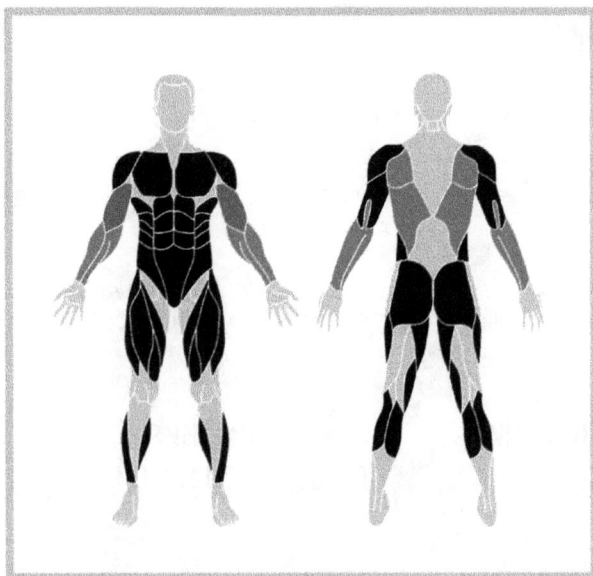

ЗАВОЕВАТЕЛЬ

ТРЕНИРОВКА ОТ DAREBEE © darebee.com

УРОВЕНЬ I 3 подхода **УРОВЕНЬ II** 5 подходов **УРОВЕНЬ III** 7 подходов **ОТДЫХ** до 2 мин

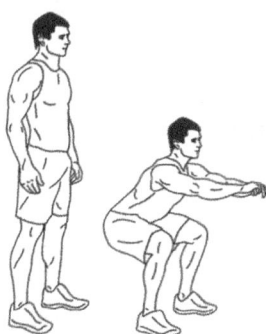

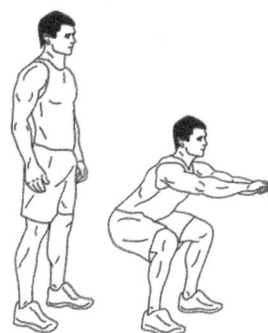

20 приседаний   **20** медленных "скалолазов"   **20** приседаний

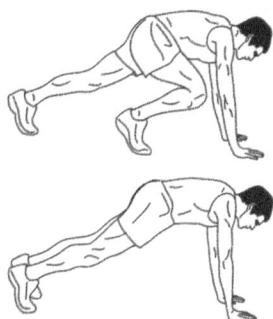

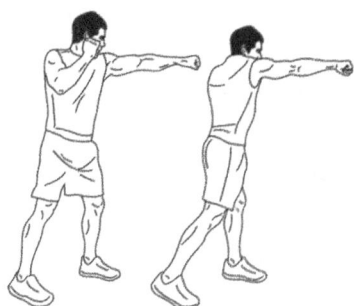

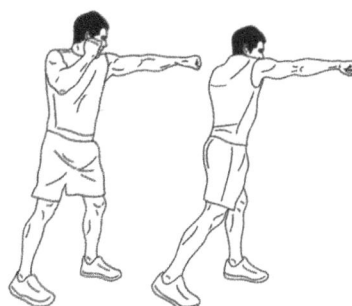

20 прямых ударов   **20** отжиманий   **20** прямых ударов

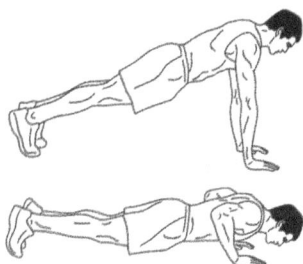

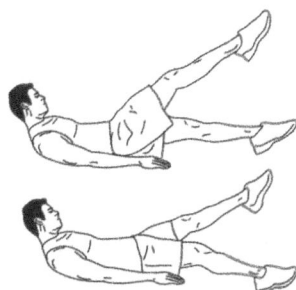

20 махов ногами   **20** поворотов корпуса "русский твист"   **20** махов ногами

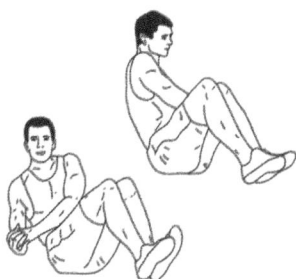

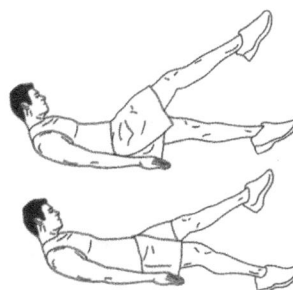

36 КАЗАК

Казаки имеют славу очень легких и быстрых бойцов. Тренировка *Казак*, как вы могли догадаться, фокусируется на мышцах нижней части тела, так что в результате мы имеем мощную целенаправленную тренировку, которая перезарядит ваши мышцы и поможет увеличить вашу силу.

Совет: Делая высокие шаги, поднимайте колени до уровня пояса и не забывайте делать энергичные движения руками.

ЦЕЛЬ: СЖИГАНИЕ ЖИРА

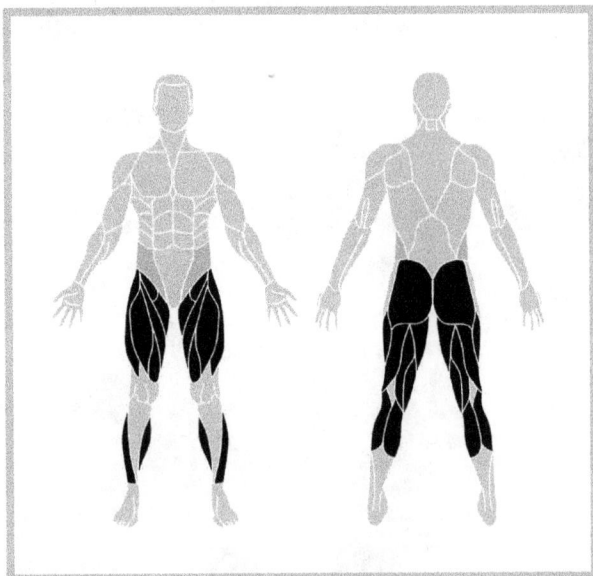

КАЗАК

ТРЕНИРОВКА ОТ DAREBEE © darebee.com

УРОВЕНЬ I 3 подхода **УРОВЕНЬ II** 5 подходов **УРОВЕНЬ III** 7 подходов **ОТДЫХ** 2 минуты

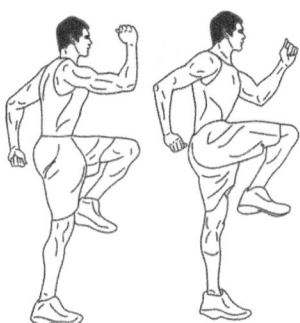

20 шагов на месте

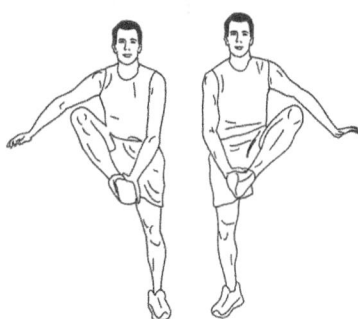

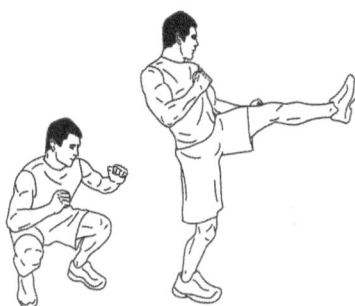

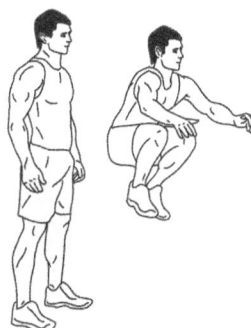

10 касаний ступни

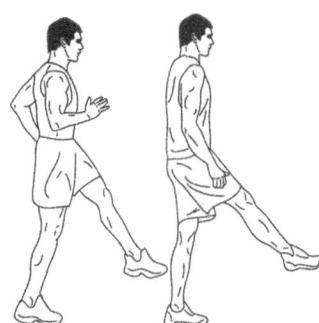

20 рывков прямой ногой

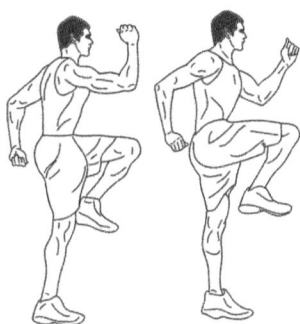

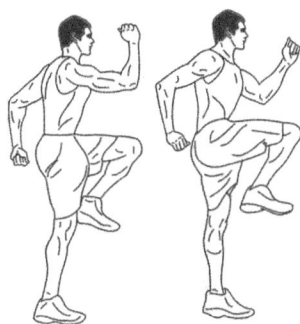

20 шагов на месте

10 присед + прямой удар

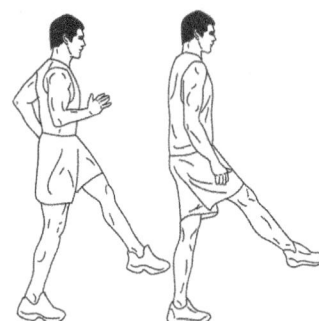

20 рывков прямой ногой

20 шагов на месте

10 высоких прыжков

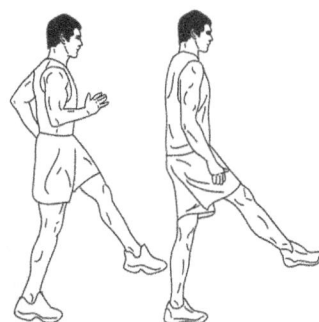

20 рывков прямой ногой

КРУШИТЕЛЬ

Без сильной нижней части тела можно сделать очень мало. Вы не можете прыгать. Вы не можете бежать. Вы не можете пинать. Вы не можете ударять. Хотя наша тренировка нацелена на все основные группы мышц, она фокусируется на силе ваших ног, квадрицепсов, ягодиц и икр, чтобы сделать вашу нижнюю часть тела такой мощной силой, насколько это возможно.

ЦЕЛЬ: СИЛА & ТОНУС

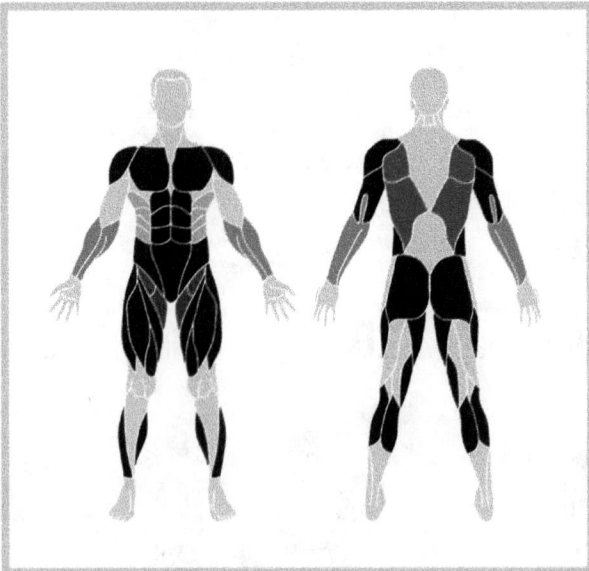

КРУШИТЕЛЬ

ТРЕНИРОВКА ОТ DAREBEE © darebee.com

УРОВЕНЬ I 3 подхода **УРОВЕНЬ II** 5 подходов **УРОВЕНЬ III** 7 подходов **ОТДЫХ** до 2 минут

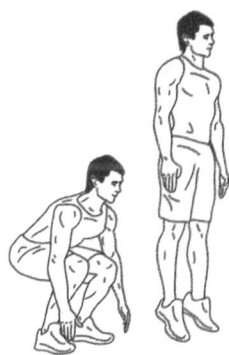

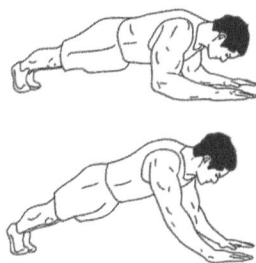

5 приседаний с прыжком   **10** выпадов   **одна** растяжка на трицепс

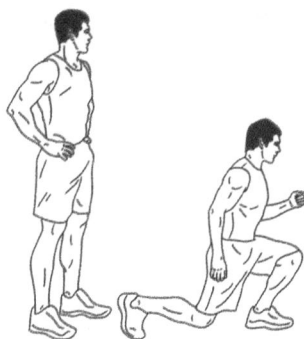

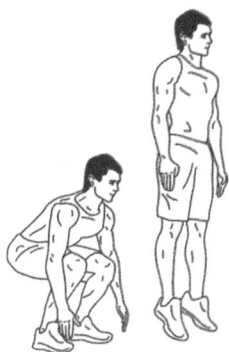

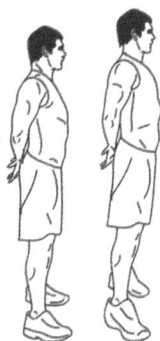

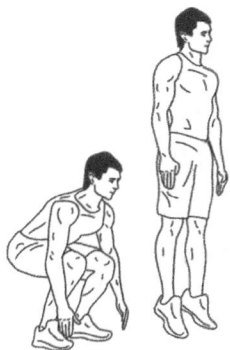

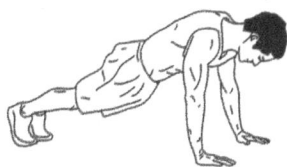

5 приседаний с прыжком   **10** подъемов на носки   **одна** растяжка на трицепс

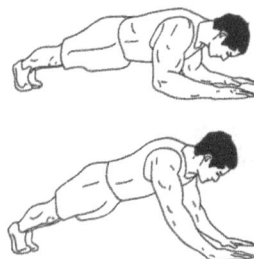

5 приседаний с прыжком   **считая до 10** планка   **одна** растяжка на трицепс

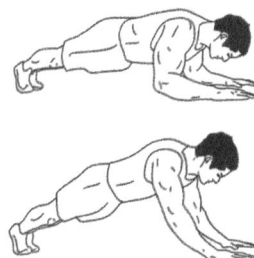

38 ШИФР

Расшифруйте свое тело, увеличьте скорость и поднимите свои аэробные по-казатели на новый уровень с помощью тренировки *Шифр*. Она сочетает в себе все это, а медленные упражнения, добавленные в конце каждого комбо, добавят нагрузки и задействуют ваши мышцы по максимуму.

ЦЕЛЬ: СИЛА & ТОНУС

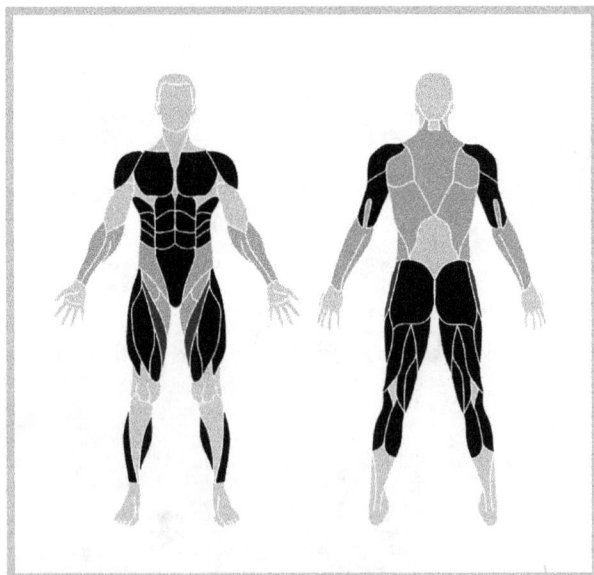

ШИФР

ТРЕНИРОВКА ОТ DAREBEE © darebee.com

УРОВЕНЬ I 3 подхода **УРОВЕНЬ II** 5 подходов **УРОВЕНЬ III** 7 подходов **ОТДЫХ** до 2 минут

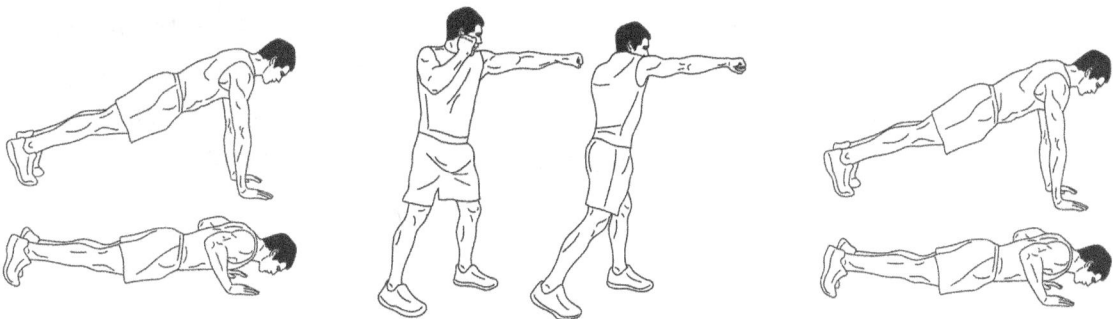

4 комбо: **2** отжимания + **10** джеб + кросс   **10** медленных отжиманий

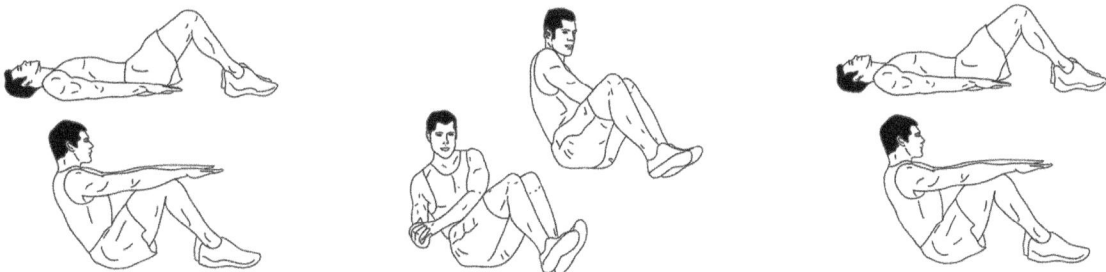

4 комбо: **2** подъема корпуса + **10** поворотов торса "русский твист"   **10** медленных подъемов корпуса

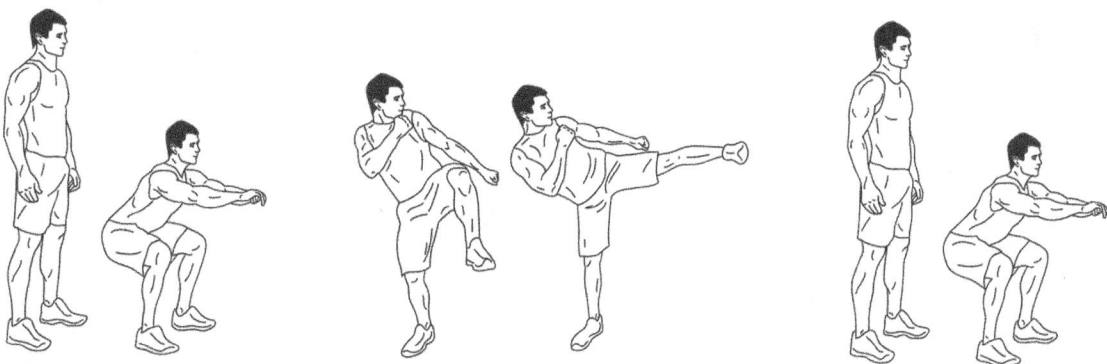

4 комбо: **2** приседания + **10** боковых ударов   **10** медленных приседаний

КОНТРОЛЬ ПРОЙДЕН

Вы можете делать что угодно в течении 10 секунд, верно? Вот почему тренировка *Контроль Пройден* так хороша. Каждое упражнение занимает 10 секунд и тело постепенно накапливает энергию, так что ваши мышцы вскоре начинают загружаться и легкие — работать под нагрузкой. Ее быстрый, яростный темп делает ее идеальным комплексом упражнений для развития аэробных способностей и быстрого сокращения мышечных волокон.

ЦЕЛЬ: СЖИГАНИЕ ЖИРА, ВИИТ

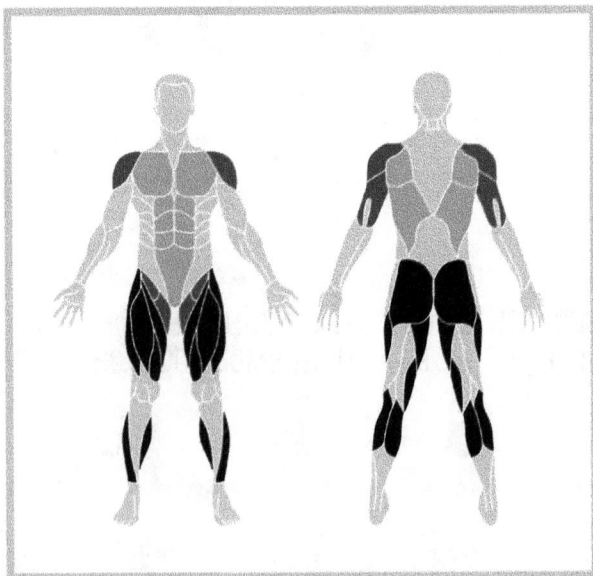

КОНТРОЛЬ
ПРОЙДЕН

DAREBEE ВИИТ ТРЕНИРОВКА © darebee.com
УРОВЕНЬ I 3 подхода УРОВЕНЬ II 5 подходов УРОВЕНЬ III 7 подходов ОТДЫХ до 2 мин

10сек высокие подъемы колена
10сек ходьба на месте

повторить всего **3 раза**

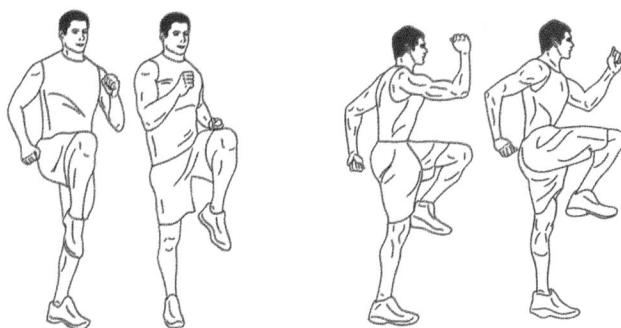

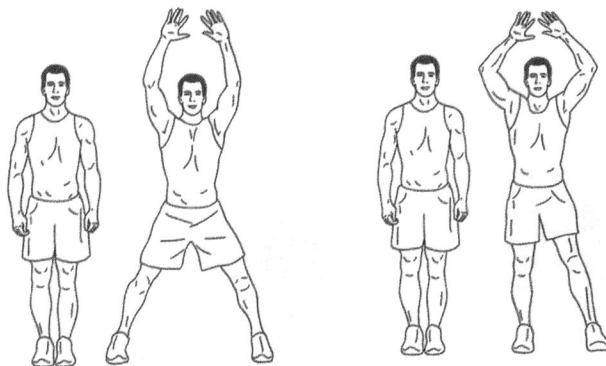

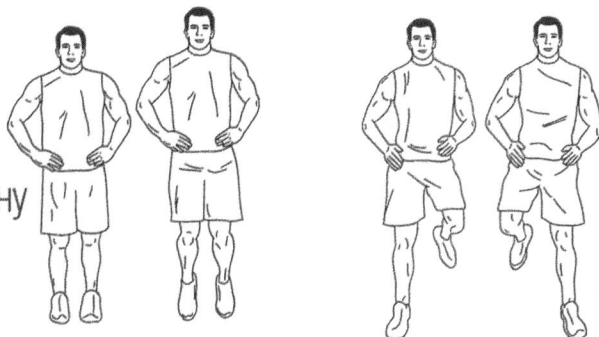

10сек прыжки "ноги вместе,
ноги врозь"
10сек шаги в сторону

повторить всего **3 раза**

10сек прыжки на месте
10сек прыжки из стороны в сторону

повторить всего **3 раза**

40 ЗОНА ОПАСНОСТИ

Превратите свое тело в машину, которой вы можете управлять по своему желанию, с помощью тренировки *Зона Опасности*. Это и динамичная, и базовая силовая тренировка, направленная на повышение производительности, потому что вам на самом деле могут очень понадобиться эти навыки в тех труднодоступных, таинственных, забытых богом местах, которые называются ... зоной опасности.

ЦЕЛЬ:СЖИГАНИЕ ЖИРА

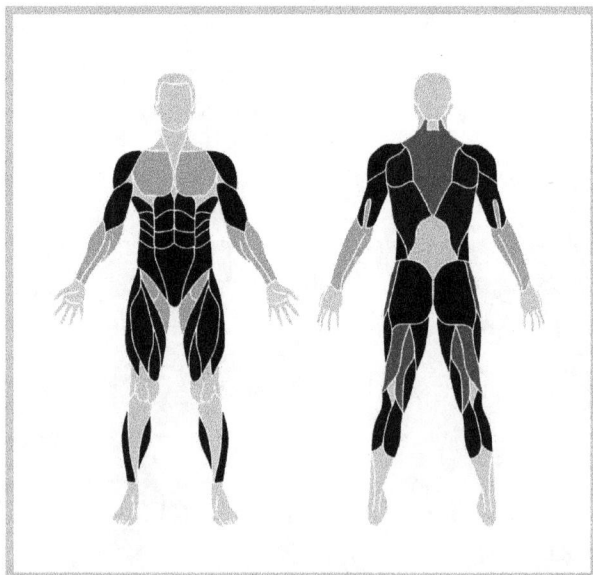

ЗОНА ОПАСНОСТИ

ТРЕНИРОВКА ОТ DAREBEE
© darebee.com
УРОВЕНЬ I 3 подхода
УРОВЕНЬ II 5 подходов
УРОВЕНЬ III 7 подходов
ОТДЫХ до 2 минут

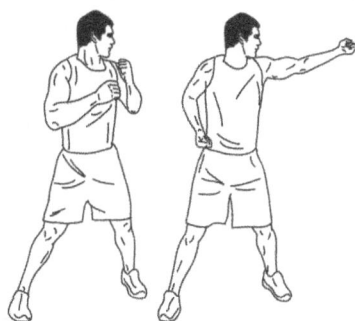

20 комбо боковой удар + боковой удар ногой

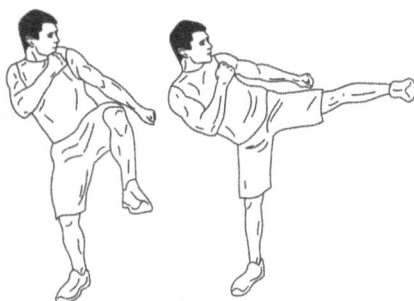

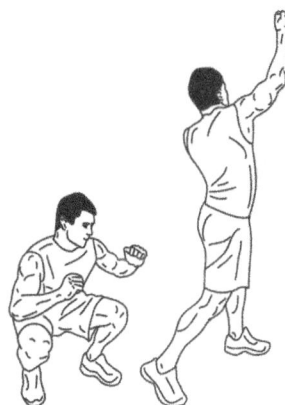

20 присед + апперкот

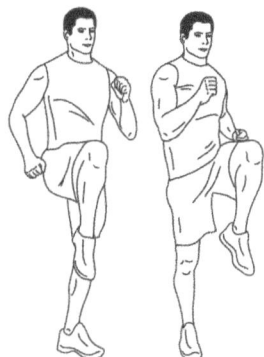

10 высоких подъемов колена

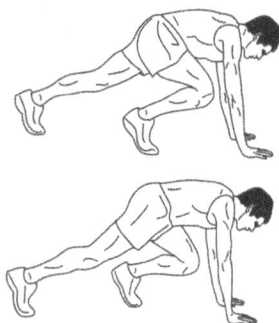

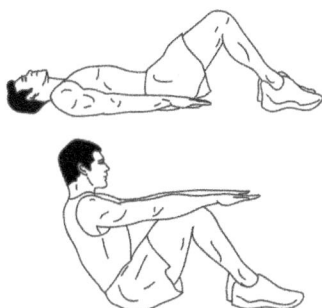

10 "скалолазов"

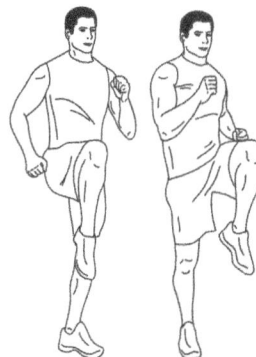

10 высоких подъемов колена

10 подъемов корпуса

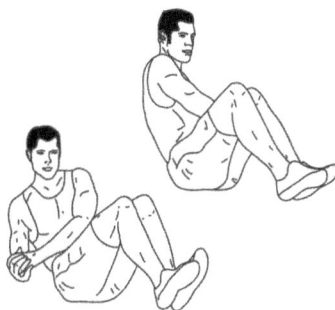

10 поворотов торса

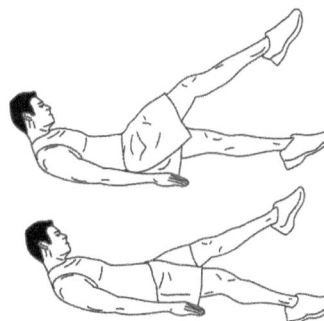

10 махов ногами

41 ГОРДИЕВ УЗЕЛ

Гордиев Узел — это тренировка, сочетающая изометрические (статические) и изотонические (динамические) упражнения, которая помогает улучшить стабильность суставов, укрепить кор и получить действительно мощные ягодицы и бедра. Упражнения предназначены для медленного выполнения. Сохраняйте спокойное и ровное дыхание, вы все равно скоро попадете в зону потоотделения, когда температура мышц повысится.

ЦЕЛЬ: СИЛА & ТОНУС

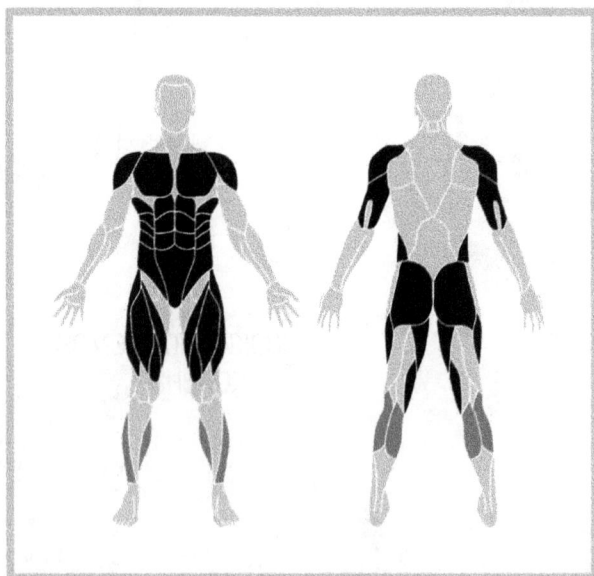

ГОРДИЕВ УЗЕЛ

ТРЕНИРОВКА ОТ DAREBEE © darebee.com

УРОВЕНЬ I 3 подхода **УРОВЕНЬ II** 5 подходов **УРОВЕНЬ III** 7 подходов **ОТДЫХ** до 2 мин

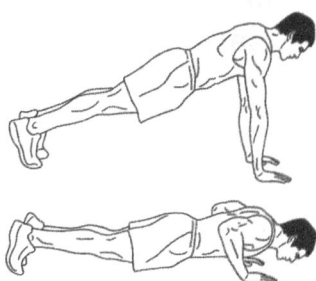

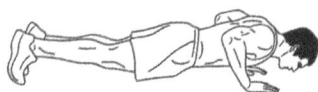

5 отжиманий   **СЧИТАЯ ДО 10** удержание   **5** отжиманий

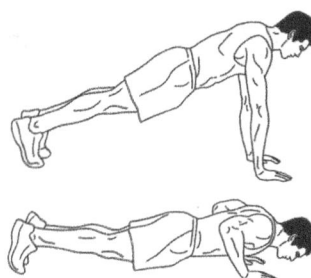

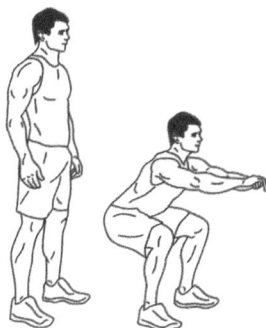

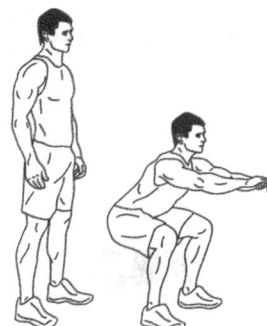

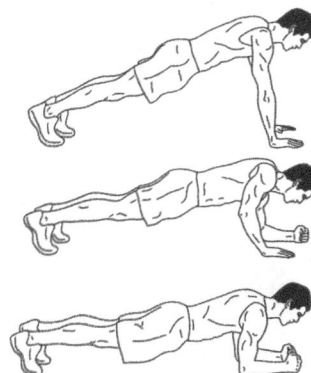

20 приседаний   **СЧИТАЯ ДО 20** удержание   **20** приседаний

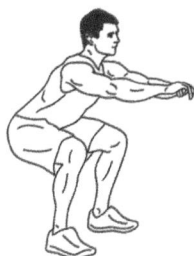

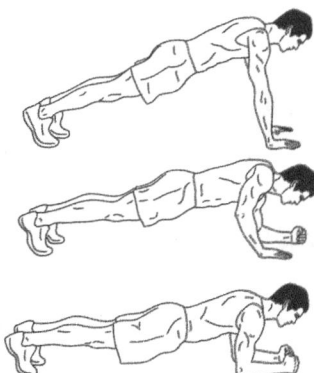

5 динамических планок   **СЧИТАЯ ДО 10** удержание   **5** динамических планок

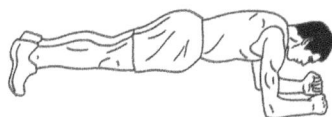

42 БЕРПИ ДО ПРЕДЕЛА

Берпи — это борьба вашего тела с гравитацией. Чем больше вы сражаетесь, тем сильнее становитесь. Чем сильнее вы становитесь, тем больше делаете. Чем больше вы делаете, тем выше летаете... ну, вы поняли принцип. Тренировка *Берпи до Предела* вас не убьет, она просто сделает вас сильнее.

ЦЕЛЬ: СЖИГАНИЕ ЖИРА

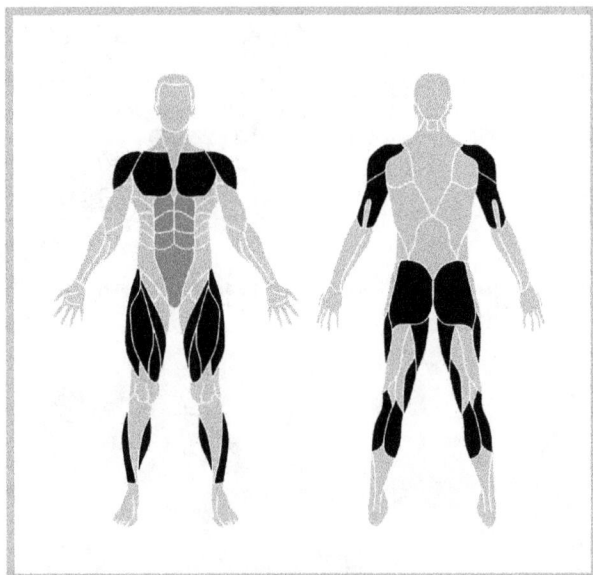

БЕРПИ
ДО ПРЕДЕЛА

ТРЕНИРОВКА ОТ DAREBEE © darebee.com

УРОВЕНЬ I 3 подхода **УРОВЕНЬ II** 4 подхода **УРОВЕНЬ III** 5 подходов

2 минуты отдыха между подходами

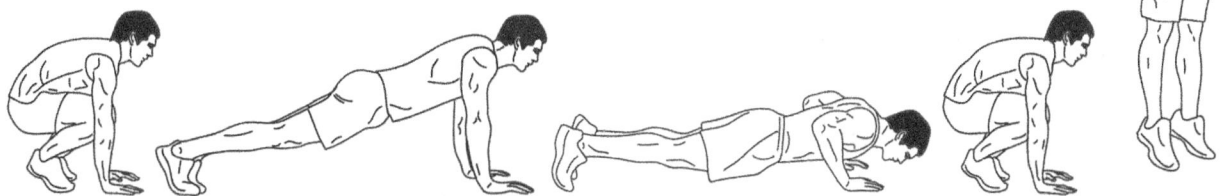

5 бёрпи	считая до 10 отдых
5 бёрпи	считая до 10 отдых
10 бёрпи	считая до 20 отдых
10 бёрпи	считая до 20 отдых
5 бёрпи	считая до 10 отдых
5 бёрпи	отдых

Подсказка: "считая до 10 отдых" означает "досчитать до десяти и продолжить упражнения"

РАЗРУШЕНИЕ

Разрушение — это силовая тренировка четвертого уровня, которая нацелена на верхнюю часть тела и кор, и которая поможет вам получить заряд энергии в кратчайшие сроки. Выполняйте каждое упражнение медленно (включая прямые удары руками), обращайте внимание на технику и выполняйте движения в их полном диапазоне (а это значит, что отжимания нужно делать действительно глубокие), и тогда вы почувствуете преимущества всего этого задолго до того, как тренировка закончится.

ЦЕЛЬ: СИЛА & ТОНУС

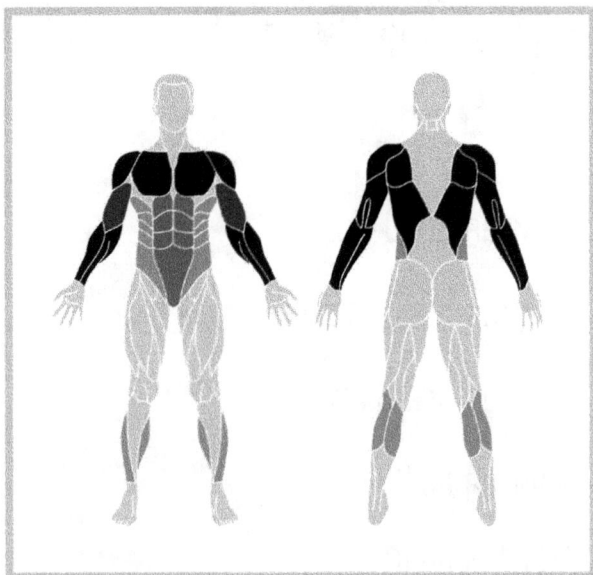

РАЗРУШЕНИЕ

ТРЕНИРОВКА ОТ DAREBEE © darebee.com

УРОВЕНЬ I 3 подхода **УРОВЕНЬ II** 4 подхода **УРОВЕНЬ III** 5 подходов **ОТДЫХ** до 2 мин

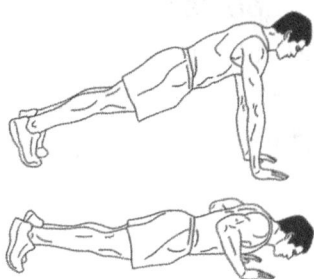

5 классических отжиманий

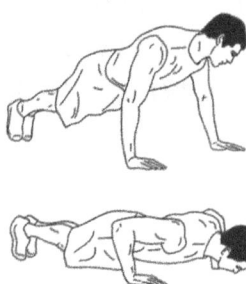

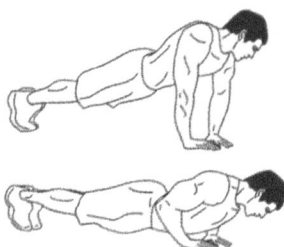

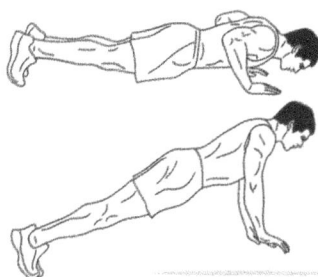

5 отжиманий с широкой постановкой рук

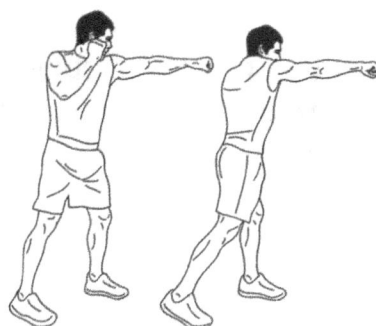

40 прямых ударов

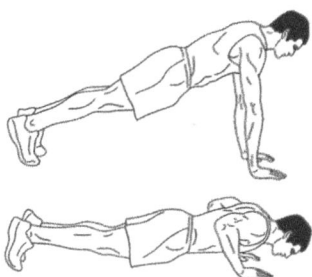

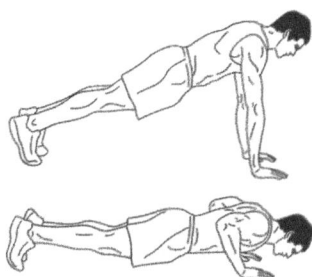

5 классических отжиманий

5 отжиманий с узкой постановкой рук

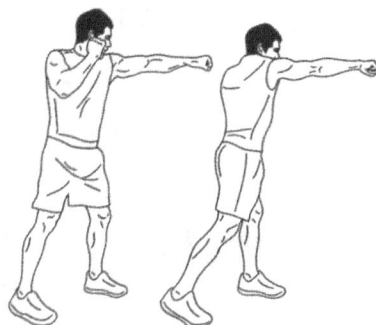

40 прямых ударов

5 классических отжиманий

5 взрывных отжиманий

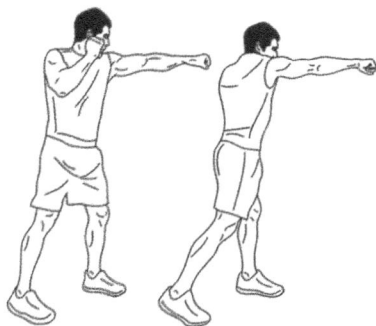

40 прямых ударов

44

НА СКОРУЮ РУКУ 30

Для тех, кто ищет быструю, но сложную тренировку, которая дает мощный толчок без излишних изысков, ничто не может быть быстрее и сложнее одновременно, чем наша тренировка *На Скорую Руку 30*. Набор из шести упражнений по 30 повторений каждое. Это все. Делаете один подход, отдыхаете, повторяете. Однако результаты будут впечатляющими. Это тренировка четвертого уровня сложности, мы вас об этом предупредили!

ЦЕЛЬ: СИЛА & ТОНУС

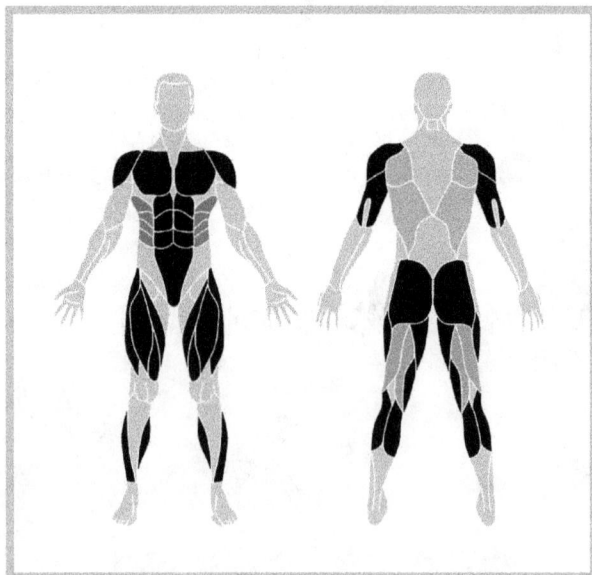

НА СКОРУЮ РУКУ 30

ТРЕНИРОВКА ОТ DAREBEE © darebee.com

УРОВЕНЬ I 3 подхода **УРОВЕНЬ II** 4 подхода **УРОВЕНЬ III** 5 подходов **ОТДЫХ** до 2 мин

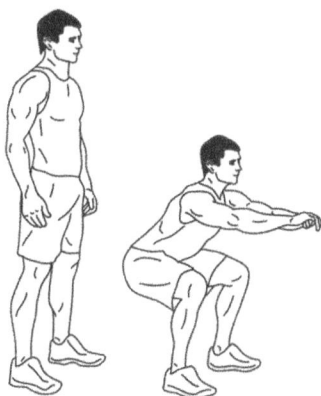

30 приседаний

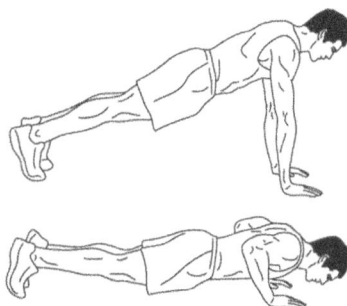

30 отжиманий

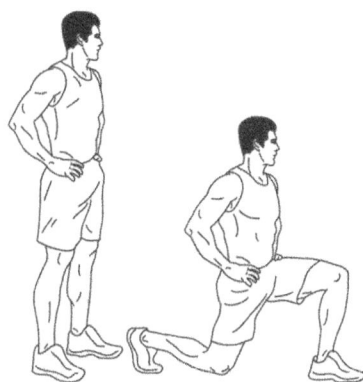

30 выпадов

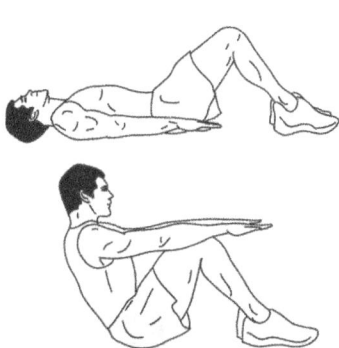

30 подъемов корпуса

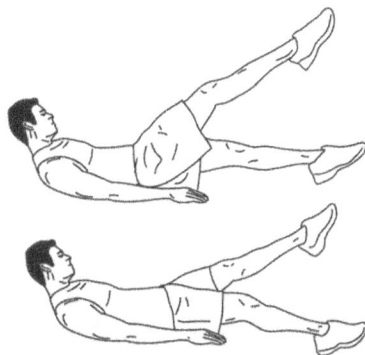

30 махов ногами

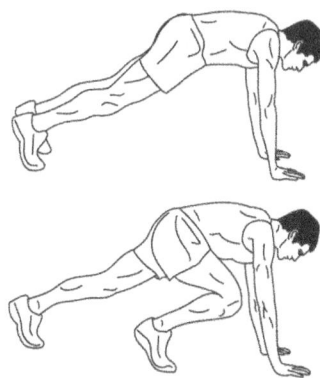

30 "скалолазов"

ДВОЙНОЙ РЫВОК

Двойной Рывок — это силовая тренировка, в которой нагрузка на мышцы производится чередованием концентрических и эксцентрических движений среднего и высокого уровня воздействия. В результате она бросает вызов фасциальному фитнесу и помогает развить взрывную силу, которая преобразует общую физическую работоспособность.

ЦЕЛЬ: СЖИГАНИЕ ЖИРА

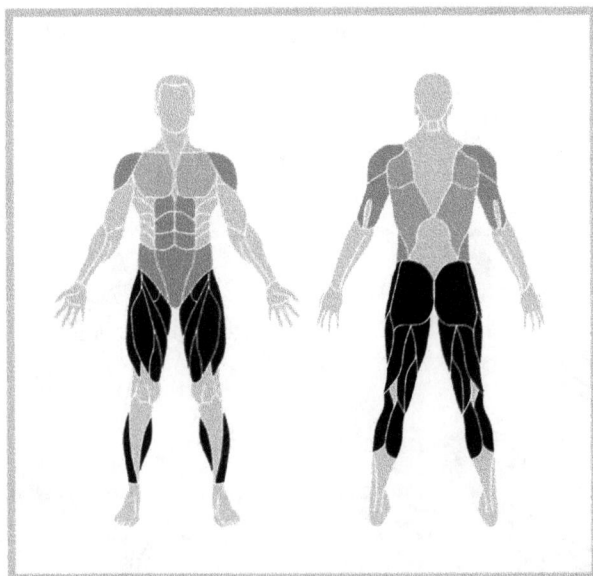

ДВОЙНОЙ РЫВОК

ТРЕНИРОВКА ОТ DAREBEE
© darebee.com
УРОВЕНЬ I 3 подхода
УРОВЕНЬ II 5 подходов
УРОВЕНЬ III 7 подходов
ОТДЫХ до 2 минут

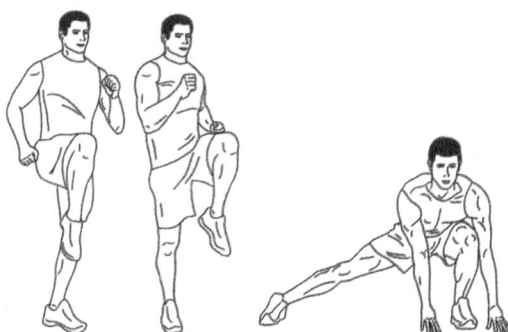

40 высоких подъемов колена   глубокий выпад

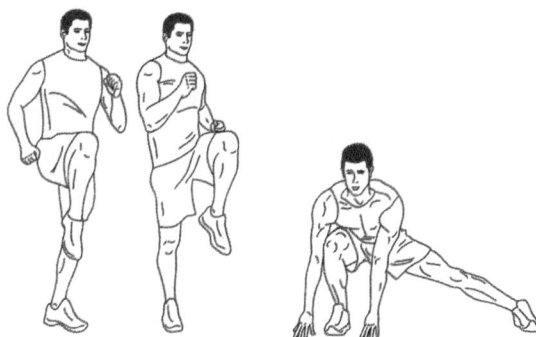

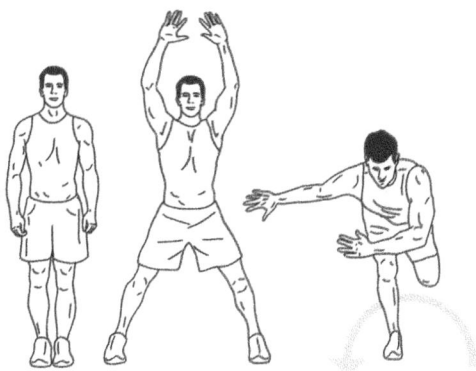

40 высоких подъемов колена   глубокий выпад

20 прыжков "ноги вместе, ноги врозь"   прыжок в сторону

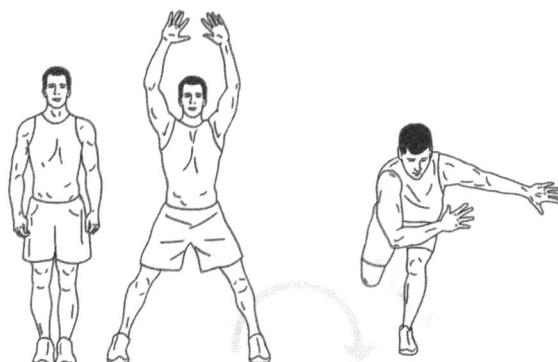

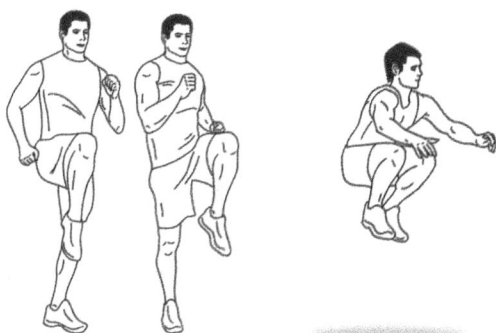

20 прыжков "ноги вместе, ноги врозь"   прыжок в сторону

40 высоких подъемов колена   высокий прыжок

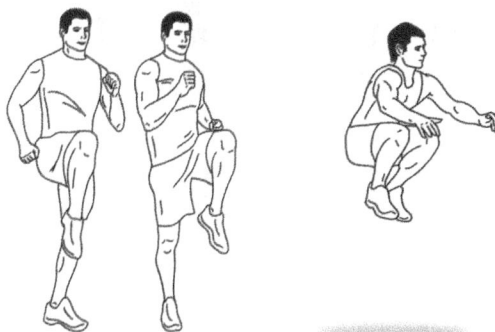

40 высоких подъемов колена   высокий прыжок

46 ЭНДЕР

Эндер — это тренировка для всего тела, которая использует серию стандартных упражнений для тренировки отдельных групп мышц и в итоге обеспечивает тренировку почти всего тела. Если вы занимаетесь скульптурой тела, если для вас важно контролировать свое тело и чувствовать его силу и мощь, *Эндер* предоставит вам именно то, что вам нужно.

ЦЕЛЬ:СЖИГАНИЕ ЖИРА

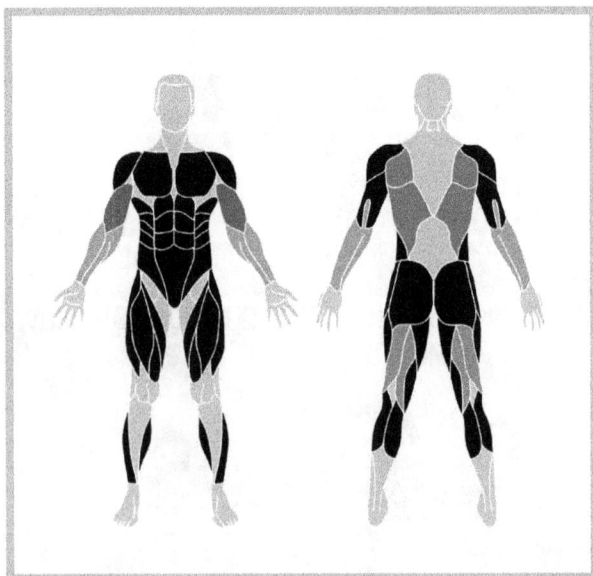

ЭНДЕР

ТРЕНИРОВКА ОТ DAREBEE © darebee.com

УРОВЕНЬ I 3 подхода **УРОВЕНЬ II** 5 подходов **УРОВЕНЬ III** 7 подходов **ОТДЫХ** до 2 мин

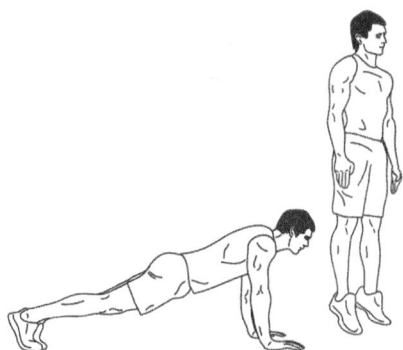

10 базовых бёрпи с прыжком

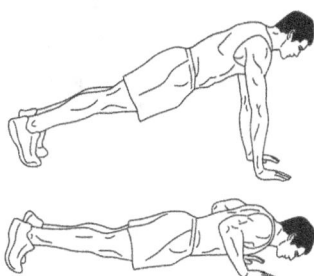

5 отжиманий

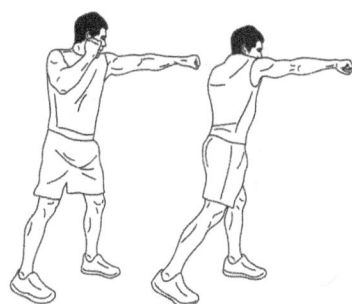

20 прямых ударов

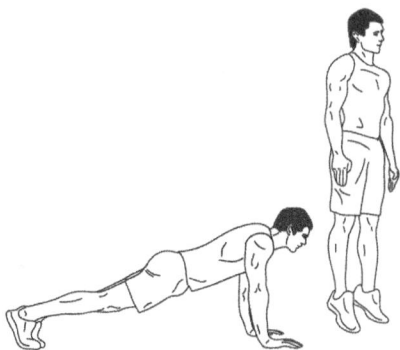

10 базовых бёрпи с прыжком

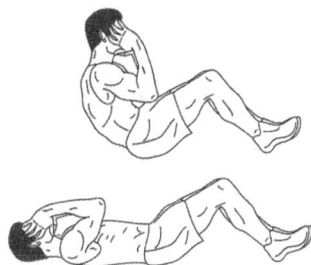

5 подъемов корпуса

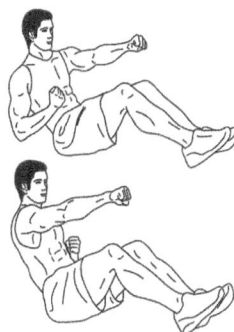

20 прямых ударов сидя

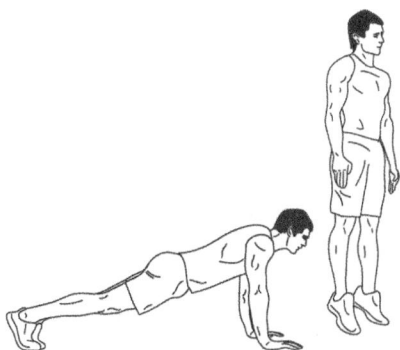

10 базовых бёрпи с прыжком

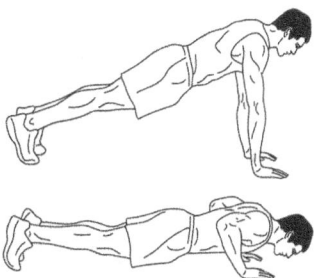

5 отжиманий

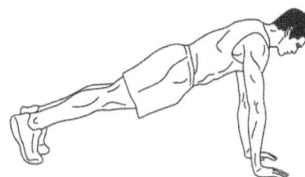

20сек планка

47   ПРЕСС-ЭКСПРЕСС

Существует четыре основные группы мышц, которые составляют стенку пресса в целом, поэтому тренировка *Пресс-Экспресс* разработана, чтобы помочь вам проверить каждую из них и получить лучшие и быстрые результаты. Когда дело доходит до создания качественного пресса, на самом деле нет короткого пути. Этот комплекс упражнений поможет вам достичь такого пресса, и все, что вам нужно сделать — это потратить время и выполнить работу.

ЦЕЛЬ: ПРЕСС

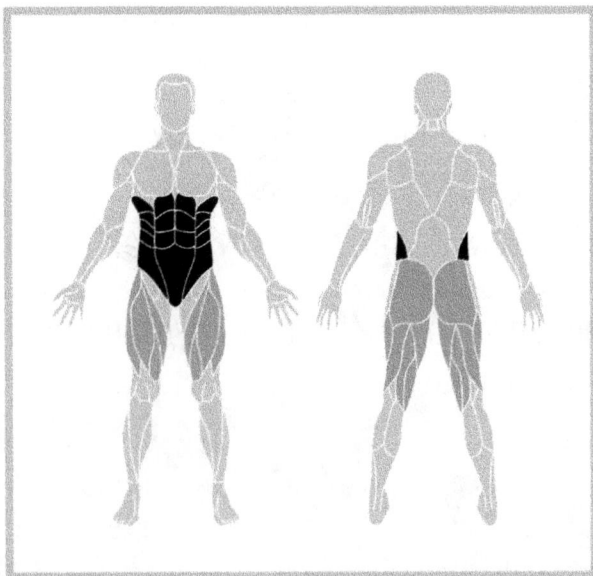

ПРЕСС-ЭКСПРЕСС

ТРЕНИРОВКА ОТ DAREBEE © darebee.com

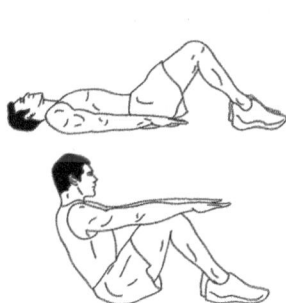

10 подъемов корпуса

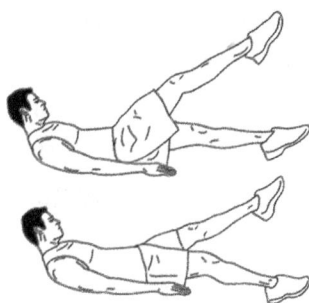

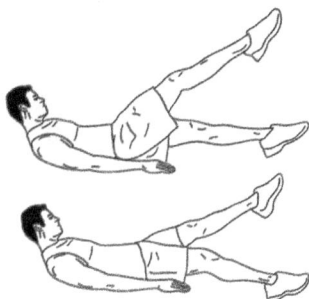

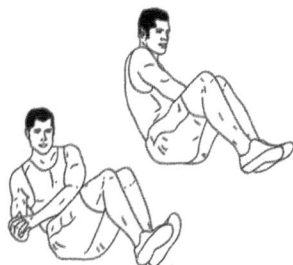

10 махов ногами

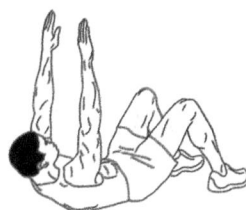

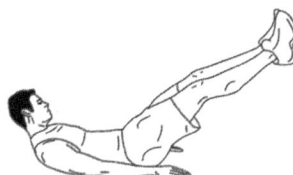

считая до 10 удержание

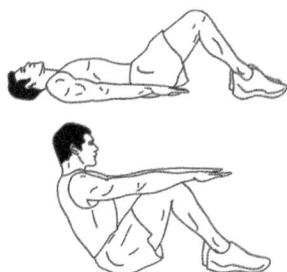

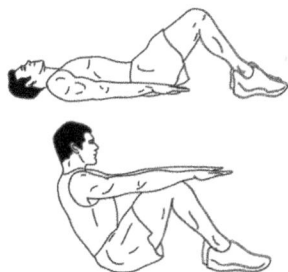

10 подъемов корпуса

10 махов ногами

считая до 10 удержание

10 подъемов корпуса

10 поворотов корпуса

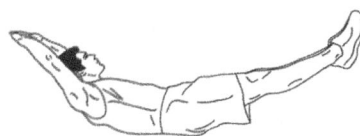

считая до 10 удержание

ПОСЛЕДНИЙ ШТРИХ

Завершающая тренировка (заминка) — это набор упражнений, которые вы добавляете в конце практически каждой выполняемой тренировки, отсюда и название. Предлагаемый комплекс создан для того, чтобы помочь вам растянуть мышцы и укрепить плечи, поэтому он станет отличным помощником в достижении большей степени свободы движений. Добавив *Последний Штрих* в конце тренировки, вы сможете избежать дополнительных занятий на растяжку, и постепенно ваша гибкость и подвижность увеличатся.

ЦЕЛЬ: РАСТЯЖКА

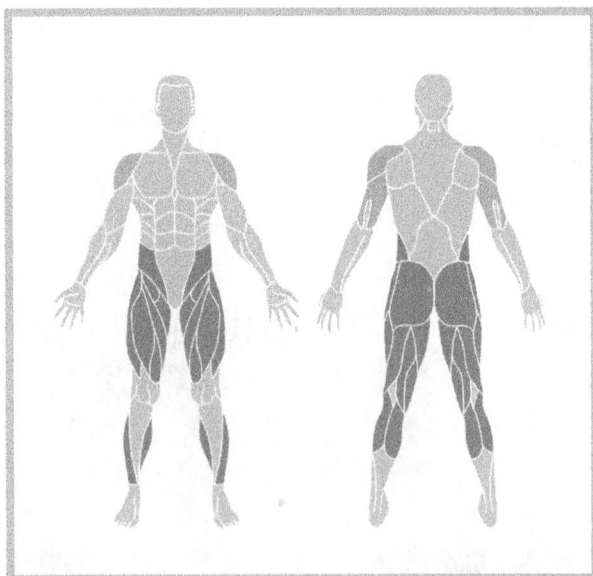

ПОСЛЕДНИЙ ШТРИХ

РАСТЯЖКА ОТ DAREBEE © darebee.com

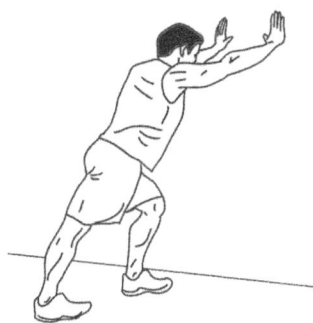

20сек растяжка   **20сек** растяжка   **20сек** растяжка   **20сек** растяжка

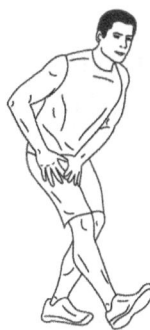

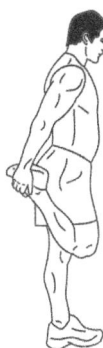

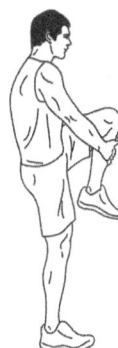

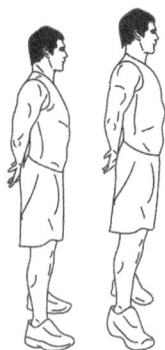

20 подъемов на носки   **40** подъемов ноги в сторону   **40** движений "вперед-назад"

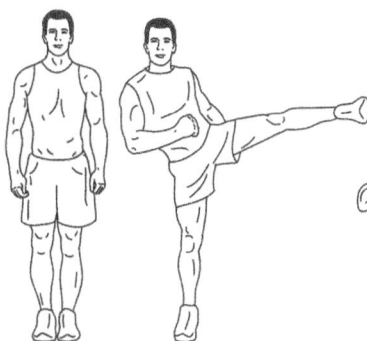

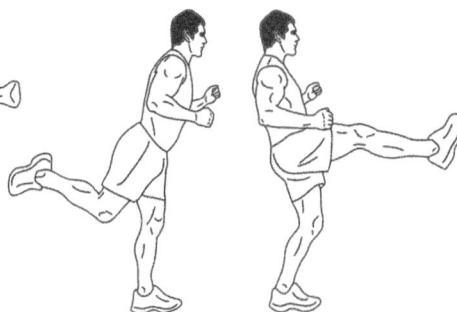

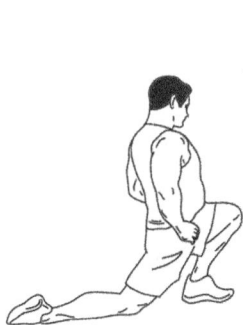

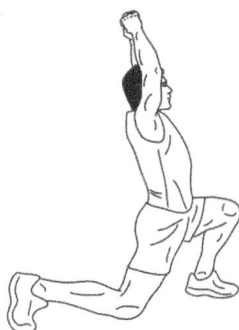

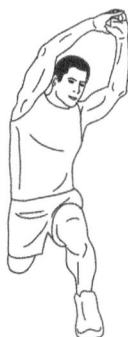

КОМБО: 10сек каждое, затем поменять ногу   **20** выпадов из стороны в сторону носок вверх

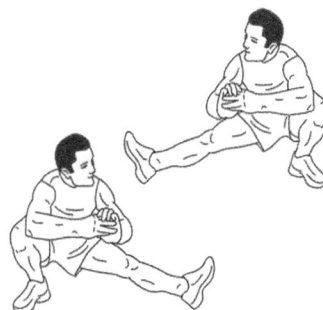

ФИНИШНАЯ ЛИНИЯ

Растяжка, выполняемая после тренировки, помогает расслабить мышцы, улучшить кровообращение, ускорить восстановление мышц, а также расширить диапазон движений. Тренировка *Финишная Линия* обеспечивает все это, не занимая слишком много времени. Регулярное выполнение этих упражнений помогает также повысить выходную мощность мышц за счет увеличения степени свободы их движения.

ЦЕЛЬ: РАСТЯЖКА

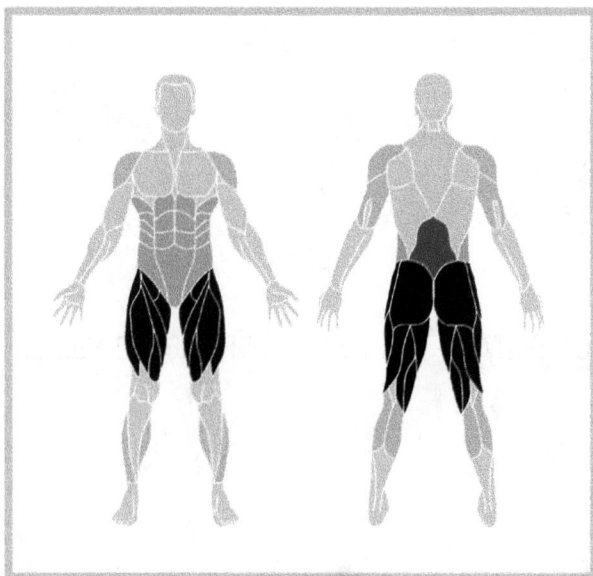

ФИНИШНАЯ ЛИНИЯ

УНИВЕРСАЛЬНАЯ ЗАМИНКА
ОТ DAREBEE
© darebee.com

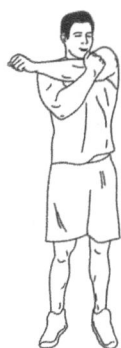

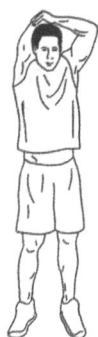

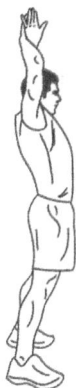

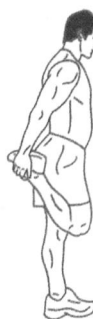

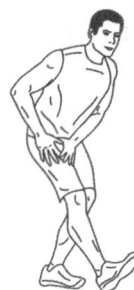

20СЕК растяжка **20СЕК** растяжка **20СЕК** растяжка **20СЕК** растяжка **20СЕК** растяжка

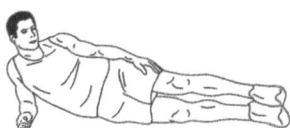

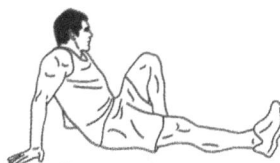

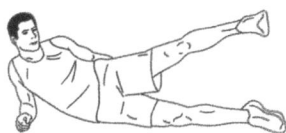

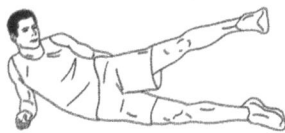

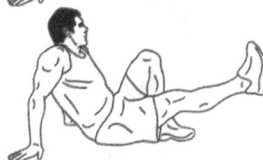

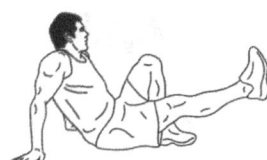

30СЕК подъемы ноги + **30СЕК** удержание
поменять сторону и повторить

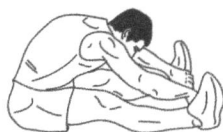

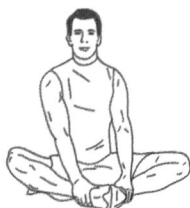

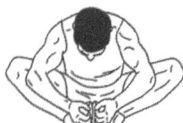

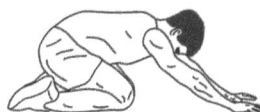

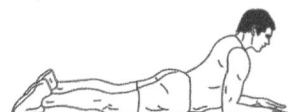

30СЕК подъемы ноги + **30СЕК** удержание
поменять сторону и повторить

20СЕК дотянуться **20СЕК** растяжка **20СЕК** растяжка **20СЕК** растяжка **20СЕК** растяжка

50 СВОБОДНОЕ ПАДЕНИЕ

Свободное падение — это интенсивная аэробная ВИИТ тренировка, которая усердно работает, чтобы поднять уровень вашей физической подготовки, улучшить синхронизацию верхней и нижней части тела и обеспечить сильный кор. Она вводит вас в зону потоотделения с первых трех с половиной минут и удерживает вас в ней на всем ее протяжении. Проверьте свою работоспособность, посчитав количество повторений каждого упражнения в первых двух подходах, а затем посмотрите, сможете ли вы поддерживать этот темп до конца.

ЦЕЛЬ: СЖИГАНИЕ ЖИРА, ВИИТ

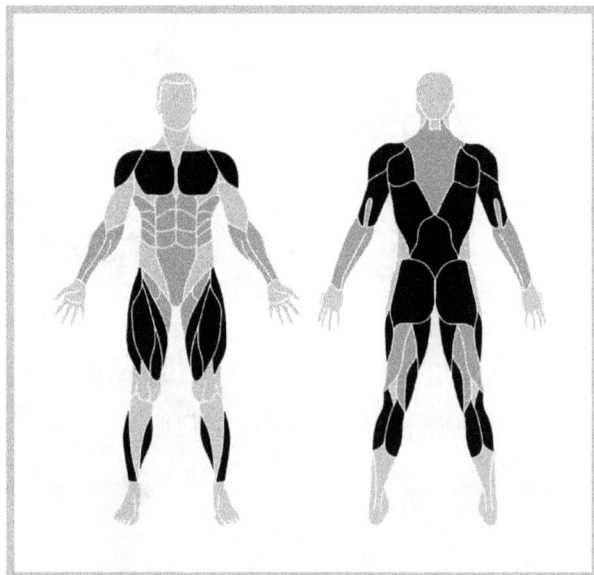

СВОБОДНОЕ ПАДЕНИЕ

DAREBEE ВИИТ ТРЕНИРОВКА
© darebee.com

Уровень I 3 подхода
Уровень II 5 подходов
Уровень III 7 подходов
2 мин отдыха
между подходами

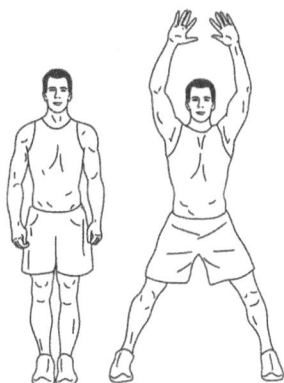

30СЕК прыжки "ноги вместе, ноги врозь"

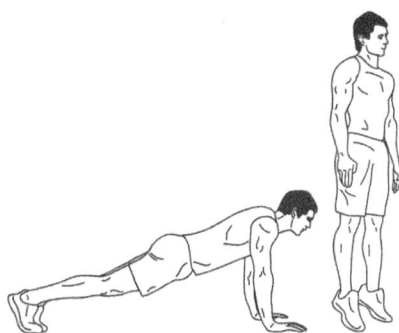

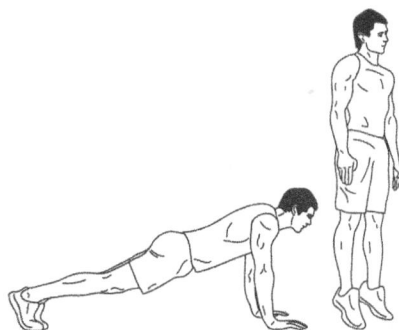

30СЕК базовые бёрпи

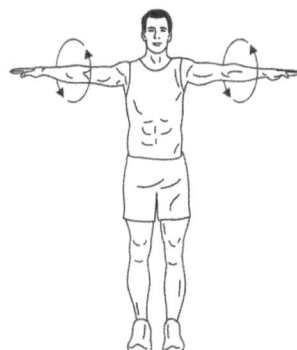

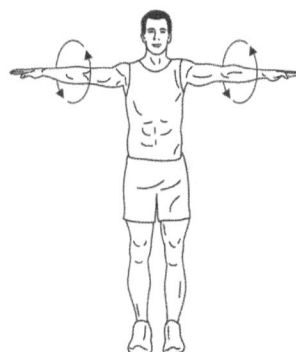

30СЕК круги рукми

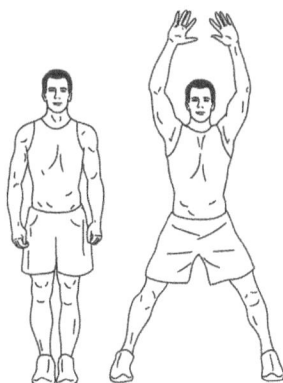

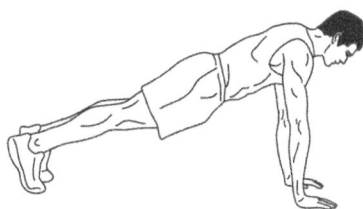

30СЕК прыжки "ноги вместе, ноги врозь"

30СЕК базовые бёрпи

30СЕК круги рукми

20СЕК отжимание с переходом в "лодочку" + **10СЕК** удержание

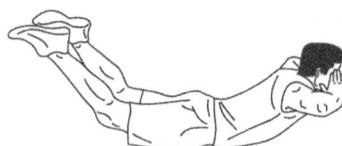

ПРИЗВАНИЕ ВАРЯГОВ

Призвание Варягов — это тренировка для всего тела IV уровня (значит трудная), которая помогает развить силу, равновесие, координацию и выносливость. Если, как часть испытания, вы уменьшите время отдыха до одной минуты, то вы получите дополнительную нагрузку на ваш VO2 Max. Делайте это каждый раз, когда захотите раздвинуть границы вашей общей производительности.

ЦЕЛЬ: СИЛА & ТОНУС

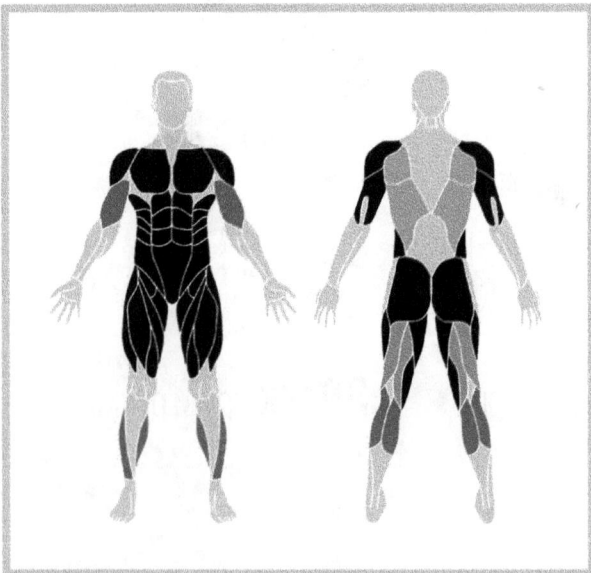

ПРИЗВАНИЕ ВАРЯГОВ

ТРЕНИРОВКА ОТ DAREBEE © darebee.com

УРОВЕНЬ I 3 подхода **УРОВЕНЬ II** 5 подходов **УРОВЕНЬ III** 7 подходов **ОТДЫХ** до 2 мин

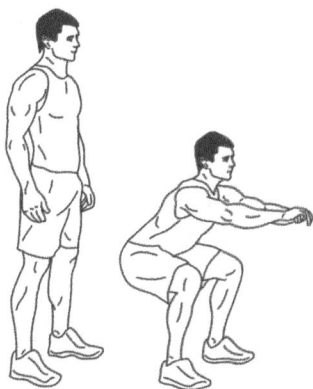

40 приседаний

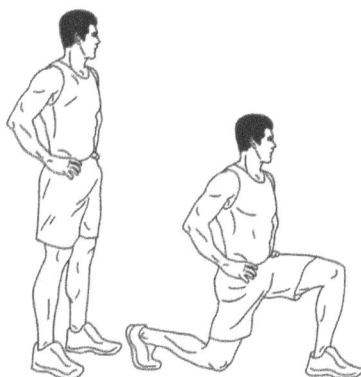

40 выпадов

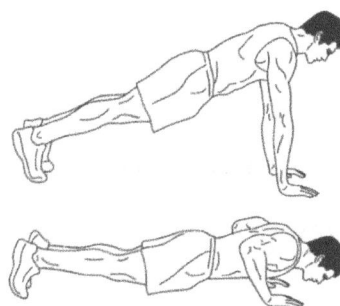

20 отжиманий

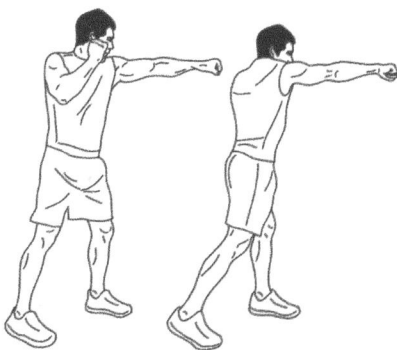

40 прямых ударов

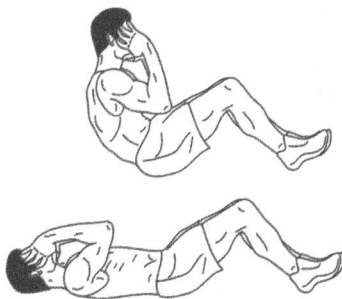

20 подъемов корпуса

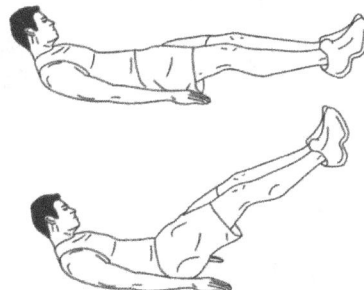

20 подъемов ног

52 ГАМБИТ

Если у вас действительно сильные ноги и крепкий кор, вы можете синхронизировать мышцы верхней и нижней части тела таким образом, чтобы полностью изменить и оптимизировать ваши движения. *Гамбит* нужен для того, чтобы обеспечить основу именно для такого рода синхронизации.

ЦЕЛЬ: СИЛА & ТОНУС

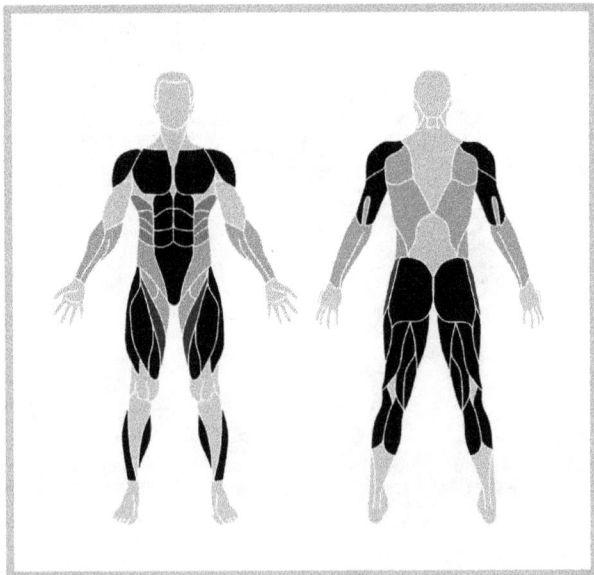

ГАМБИТ

ТРЕНИРОВКА ОТ DAREBEE © darebee.com

УРОВЕНЬ I 3 подхода **УРОВЕНЬ II** 5 подходов **УРОВЕНЬ III** 7 подходов **ОТДЫХ** до 2 мин

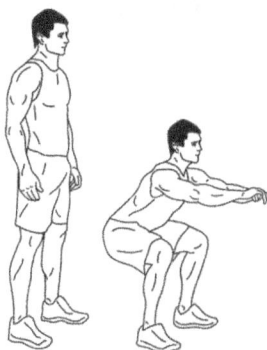

10 приседаний   **4** выхода в планку   **считая до 10** удержание

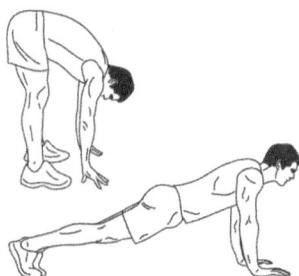

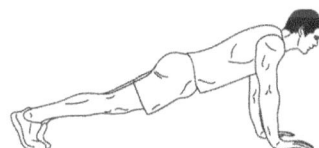

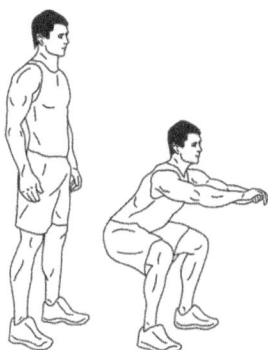

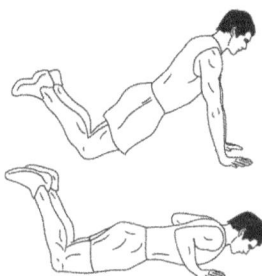

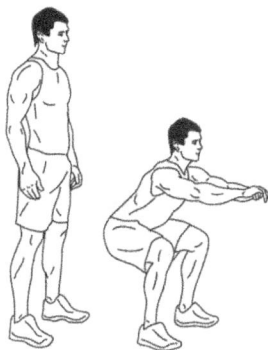

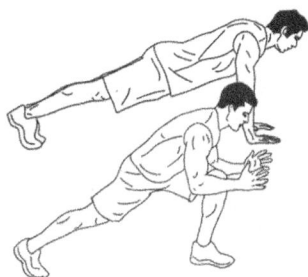

10 приседаний   **4** отжимания от колен   **считая до 10** удержание

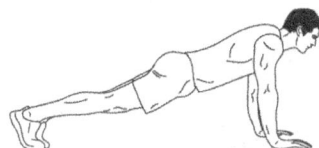

10 приседаний   **4** планки с переходом в выпад   **считая до 10** удержание

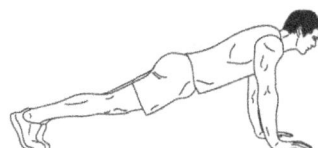

53 НАЛЕТ

Некоторые тренировки выбираются, а некоторые выбирают вас. Если вы выполняете тренировку *Налет*, вы поймете, что это значит. Конечно, вы ведь знаете, что вам нужно для ограбления, верно? Высокая скорость, отличные реакции, выносливость, сила, сосредоточенность, немного аэробной способности и отличное время восстановления. Войти. Выйти. Что может пойти не так?

ЦЕЛЬ: СЖИГАНИЕ ЖИРА

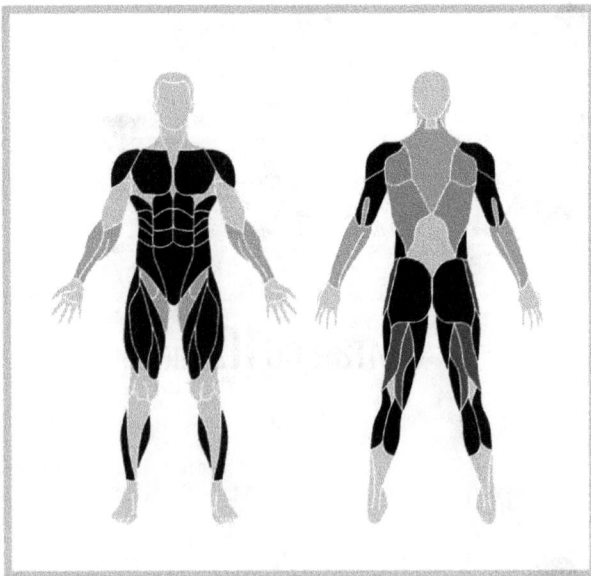

НАЛЕТ

ТРЕНИРОВКА ОТ DAREBEE
© darebee.com
УРОВЕНЬ I 3 подхода
УРОВЕНЬ II 5 подходов
УРОВЕНЬ III 7 подходов
ОТДЫХ до 2 минут

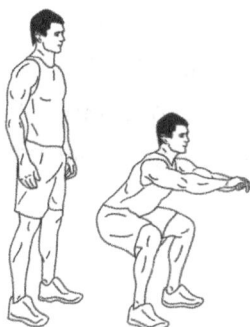

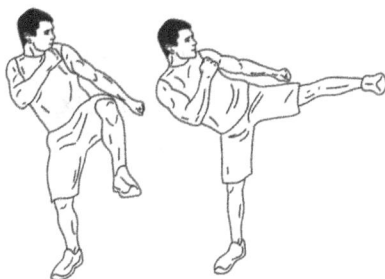

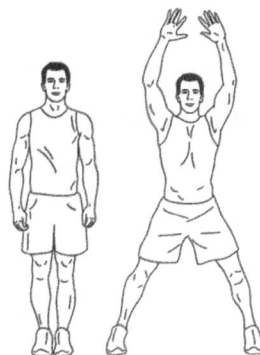

10 комбо: 1 приседание + **2** двойных боковых удара

10 прыжков "ноги вместе, ноги врозь"

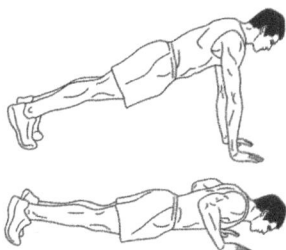

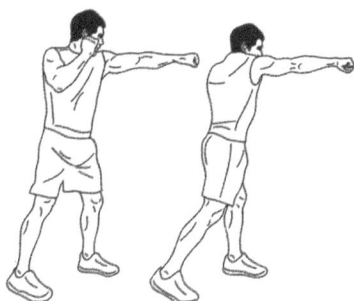

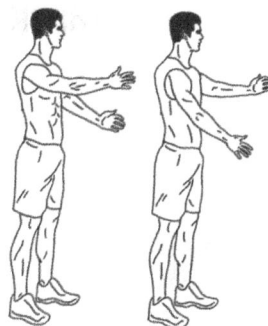

10 комбо: 1 отжимание + **4** прямых удара

10 движений "ножницы"

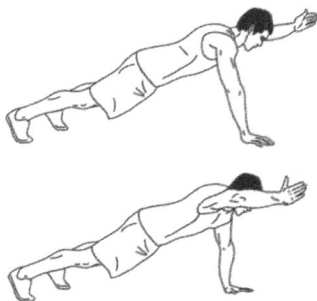

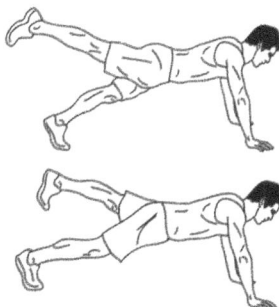

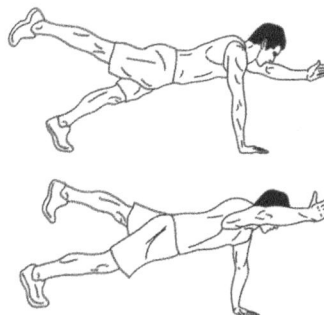

10 подъемов руки в планке

10 подъемов ноги в планке

10 поочередных подъемов руки и ноги в планке

54 ЗВЕЗДНЫЙ ДЕСАНТ

Звездный Десант — это высокоинтенсивная тренировка, которая поднимет температуру вашего тела и приведет вас в зону потоотделения с самого первого подхода. Поднимайте колени на уровень талии, выполняя высокие подъемы колена, и убедитесь, что вы интенсивно работаете руками. Прыгайте как можно выше при выполнении базовых берпи, стремясь к высоте и дополнительной нагрузке на квадрицепсы.

ЦЕЛЬ: СЖИГАНИЕ ЖИРА

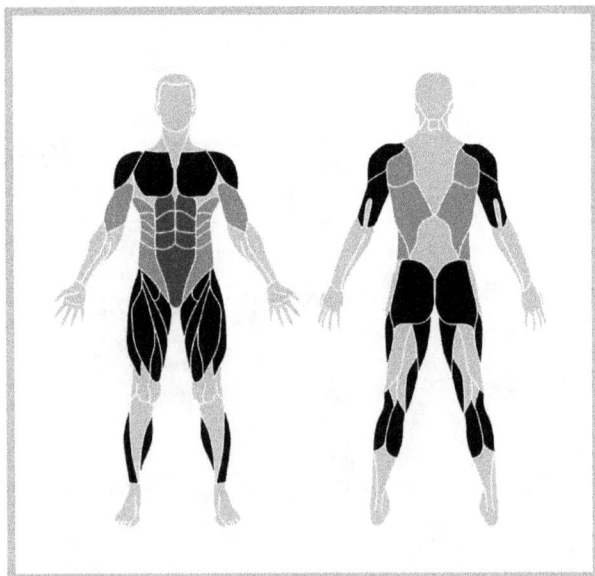

ЗВЕЗДНЫЙ ДЕСАНТ

ТРЕНИРОВКА ОТ DAREBEE
© darebee.com

УРОВЕНЬ I 3 подхода
УРОВЕНЬ II 5 подходов
УРОВЕНЬ III 7 подходов

2 минуты отдыха

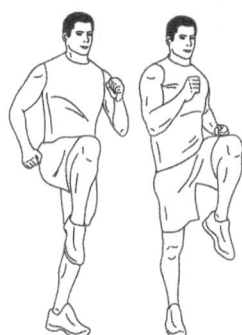

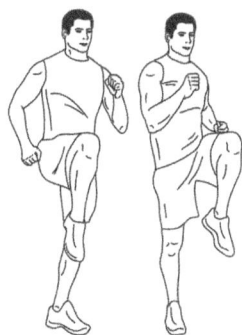

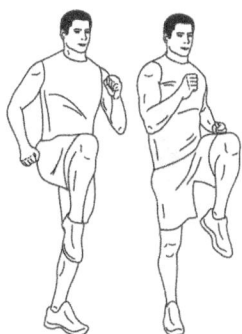

40 высоких подъемов колена

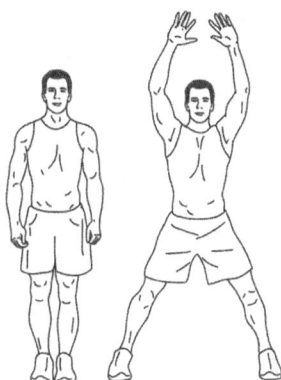

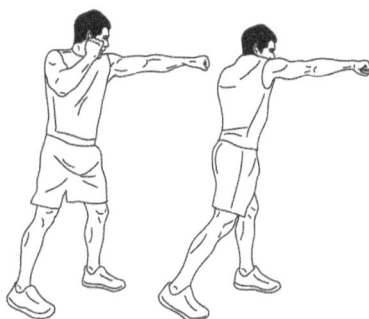

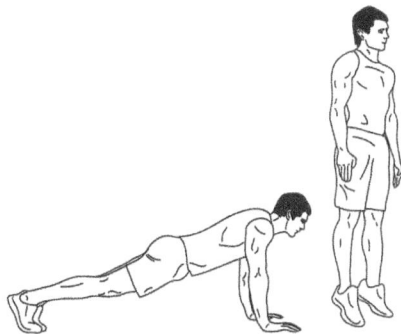

20 прыжков "ноги вместе, ноги врозь"

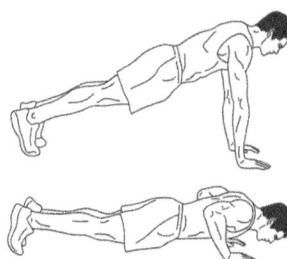

10 отжиманий

40 высоких подъемов колена

20 прямых ударов

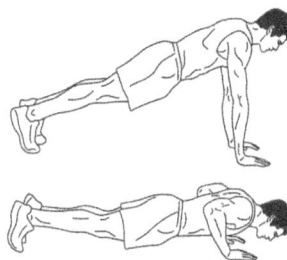

10 отжиманий

40 высоких подъемов колена

20 базовых бёрпи

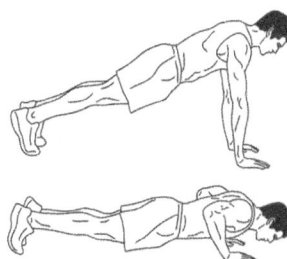

10 отжиманий

ПРИЗРАЧНЫЙ ГОНЩИК

В те дни, когда вам нужна легкая, быстрая и бодрящая тренировка, *Призрачный Гонщик* поможет вам. Она не обожжет ваши легкие, не высушит ваше тело или не заставит ваши мышцы стонать, но она заставит ваше тело двигаться быстрее, сердце биться чаще, а легкие работать на полную мощность, что всегда приносит пользу.

ЦЕЛЬ: СЖИГАНИЕ ЖИРА

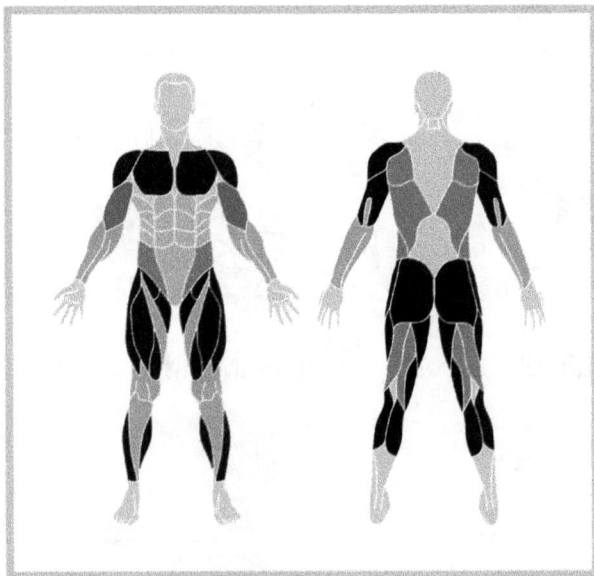

ПРИЗРАЧНЫЙ ГОНЩИК

TРЕНИРОВКА OT DAREBEE © darebee.com

УРОВЕНЬ I 3 подхода **УРОВЕНЬ II** 5 подходов **УРОВЕНЬ III** 7 подходов **ОТДЫХ** до 2 мин

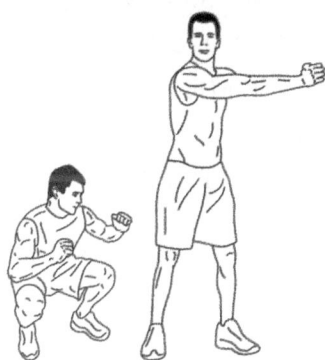

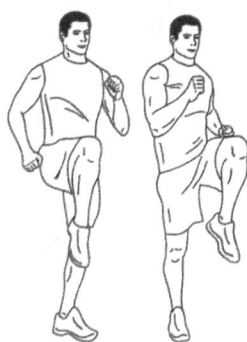

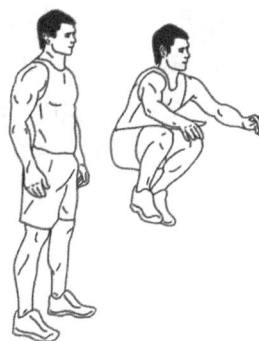

20 присед + поворот торса

4комбо: 10 высоких подъемов + **2** высоких прыжка колена

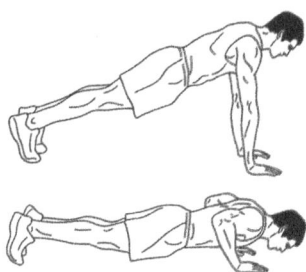

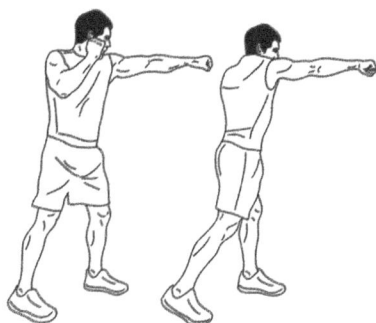

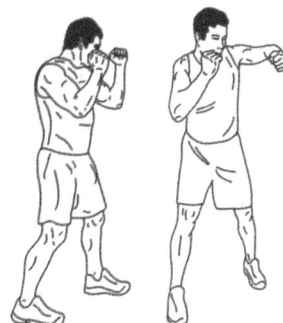

10 отжиманий

4комбо: 10 прямых ударов + **2** хука

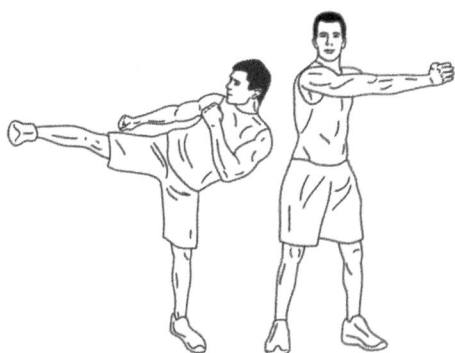

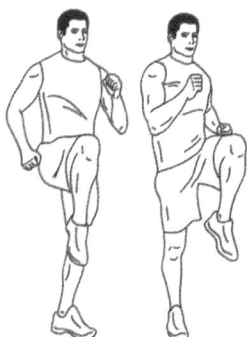

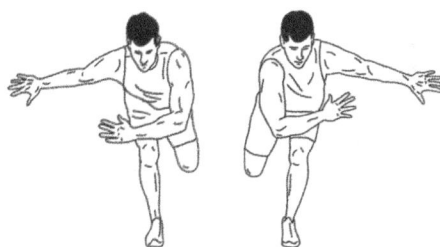

20 боковой удар + поворот торса

4комбо: 10 высоких подъемов + **2** прыжка колена

56

СО ВСЕХ НОГ

Тренировка *Со Всех Ног* оправдывает свое название благодаря множеству маршевых шагов, высоких подъемов коленей, выпадов и высоких прыжков. Несмотря на все это, это все еще тренировка Уровня III, а это означает, что новички все еще могут ее выполнять, но с меньшей интенсивностью. Она предназначена для того, чтобы с самого первого подхода вы попали в зону потоотделения, а затем, да, она полностью удерживает вас в ней.

ЦЕЛЬ: СЖИГАНИЕ ЖИРА

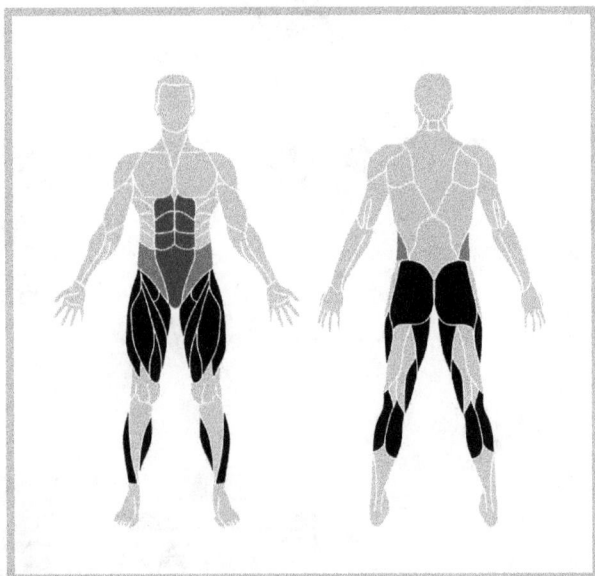

СО ВСЕХ НОГ

ТРЕНИРОВКА ОТ DAREBEE © darebee.com

УРОВЕНЬ I 3 подхода **УРОВЕНЬ II** 5 подходов **УРОВЕНЬ III** 7 подходов **ОТДЫХ** до 2 мин

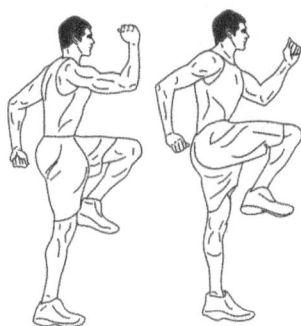

20 шагов на месте

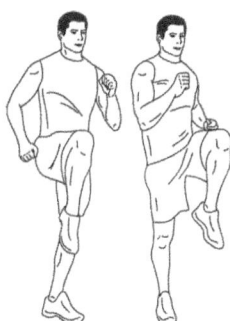

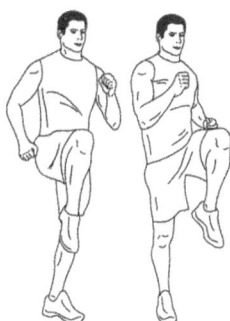

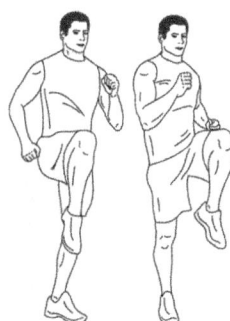

20 высоких подъемов колена

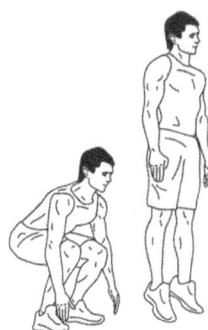

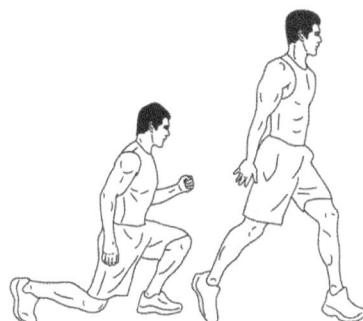

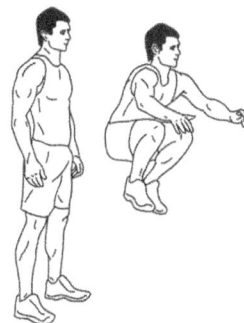

2 приседания с прыжком

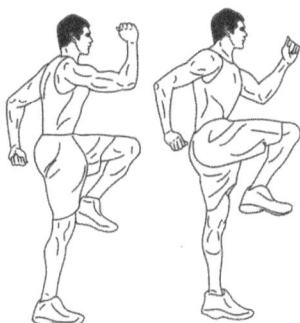

20 шагов на месте

20 высоких подъемов колена

2 выпада с прыжком

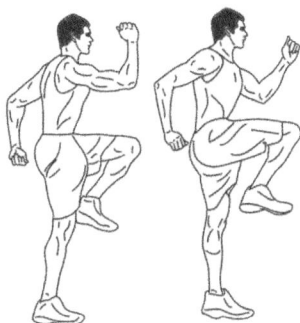

20 шагов на месте

20 высоких подъемов колена

2 высоких прыжка

ОХОТНИК

Если бы вам пришлось охотиться за едой, вы бы преодолели все ограничения и все препятствия, чтобы поймать ваш следующий прием пищи. *Охотник* — это тренировка, которая заставит ваши мышцы усердно работать. Она не будет испытывать вашу аэробную способность, но потребует многого от ваших мышц. Делайте каждое упражнение медленно, уделяя особое внимание технике выполнения. Выполняя прямые удары, старайтесь держать руки на уровне подбородка, отжимайтесь низко, держите тело прямо и приседайте очень глубоко.

ЦЕЛЬ: СИЛА & ТОНУС

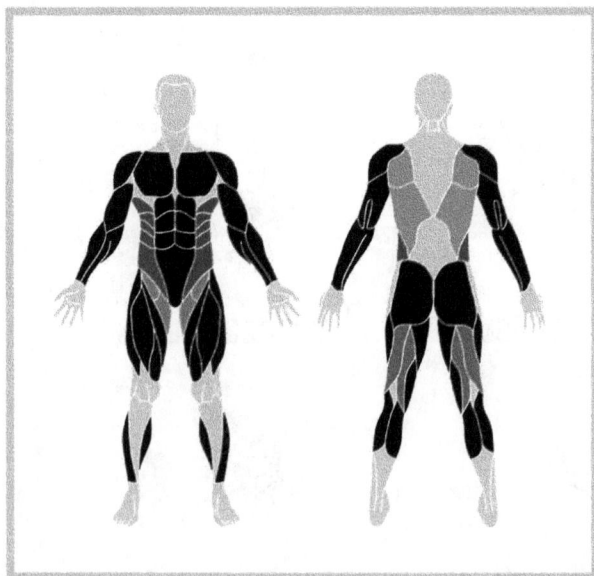

ОХОТНИК

ТРЕНИРОВКА ОТ DAREBEE © darebee.com

УРОВЕНЬ I 3 подхода **УРОВЕНЬ II** 5 подходов **УРОВЕНЬ III** 7 подходов **ОТДЫХ** до 2 мин

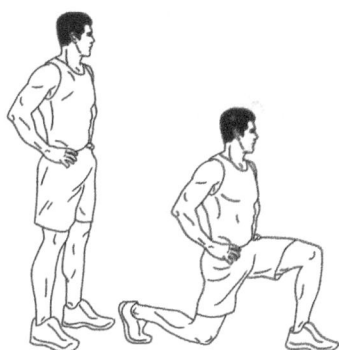

10 выпадов

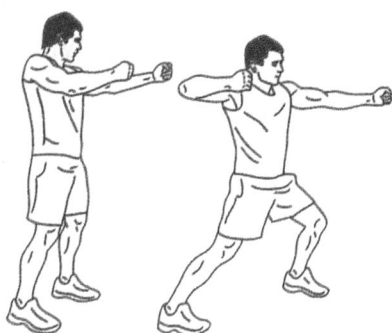

20 выпадов "лучник"

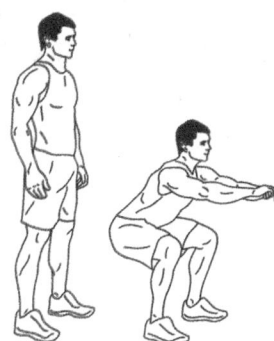

20 приседаний

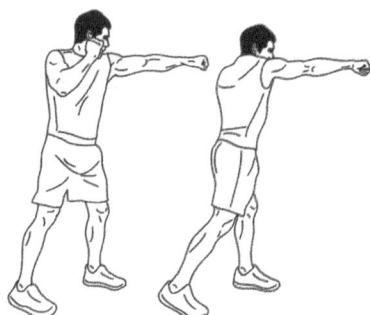

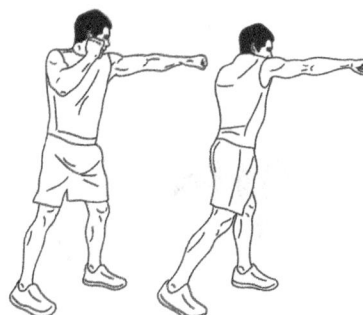

40 прямых ударов

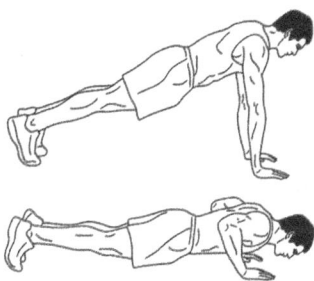

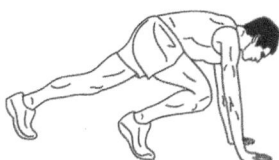

10 отжиманий

40 прямых ударов

10 "скалолазов"

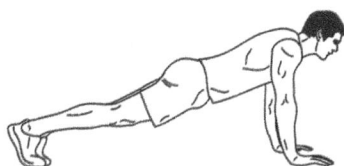

считая до **20** планка

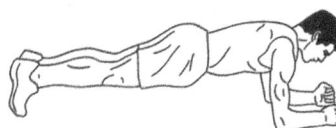

считая до **20** планка
на локтях

58 ЛОВЧИЙ

Сила верхней части тела требует хорошего прочного кора, стальных пекторальных мышц и стабильной нижней части спины, которая соединяет верхнюю и нижнюю части туловища. Тренировка *Ловчий* включает в себя различные типы отжиманий, которые требуют координации всего тела, она помогает развить общую силу и увеличить общую мощность. Вдыхайте на спуске, выдыхайте на подъеме и не забывайте держать свое тело абсолютно прямым.

ЦЕЛЬ: СИЛА & ТОНУС

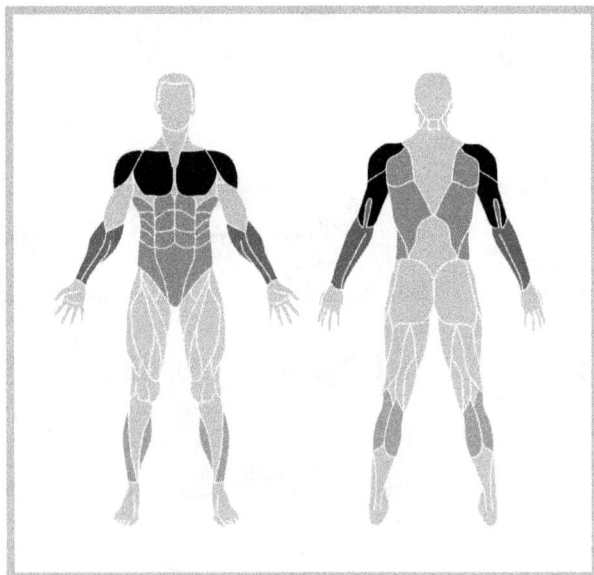

ЛОВЧИЙ

ТРЕНИРОВКА ОТ DAREBEE © darebee.com

УРОВЕНЬ I 2 повторения **УРОВЕНЬ II** 4 повторения **УРОВЕНЬ III** 6 повторений

УРОВЕНЬ I 3 подхода **УРОВЕНЬ II** 5 подходов **УРОВЕНЬ III** 7 подходов **ОТДЫХ** до 2 мин

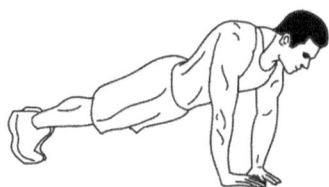

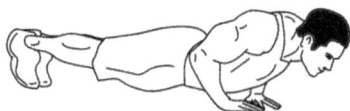

отжимания с узкой постановкой рук

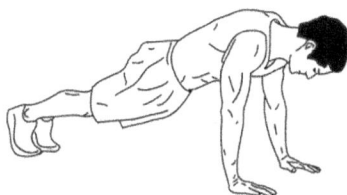

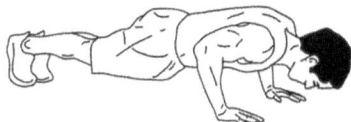

классические отжимания

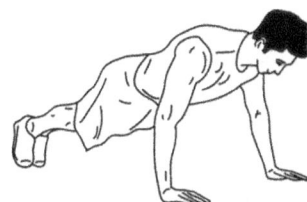

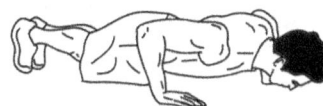

отжимания с широкой постановкой рук

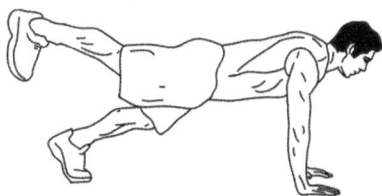

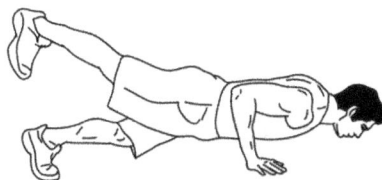

отжимания с поднятой ногой

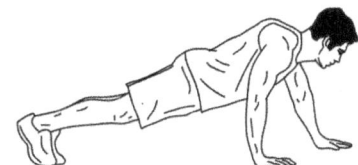

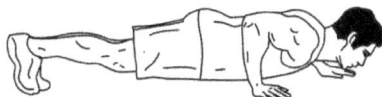

отжимания со смещенной постановкой рук

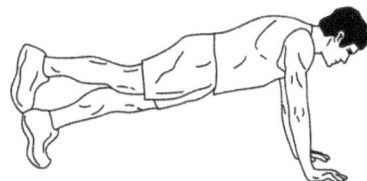

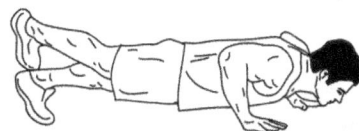

отжимания "нога на ноге"

59 ИНФЕРНО

Инферно — это интенсивная интервальная тренировка уровня IV (ВИИТ), которая создает значительную нагрузку на все тело и удерживает ее на протяжении всей тренировки. Обратите внимание на технику при выполнении высоких подъемов колена: колени должны подниматься почти до уровня талии, тело оставаться прямым, руки должны двигаться энергично. Это жиросжигающая тренировка с большим количеством пота, поэтому будьте готовы почувствовать ее эффект.

ЦЕЛЬ: СЖИГАНИЕ ЖИРА, ВИИТ

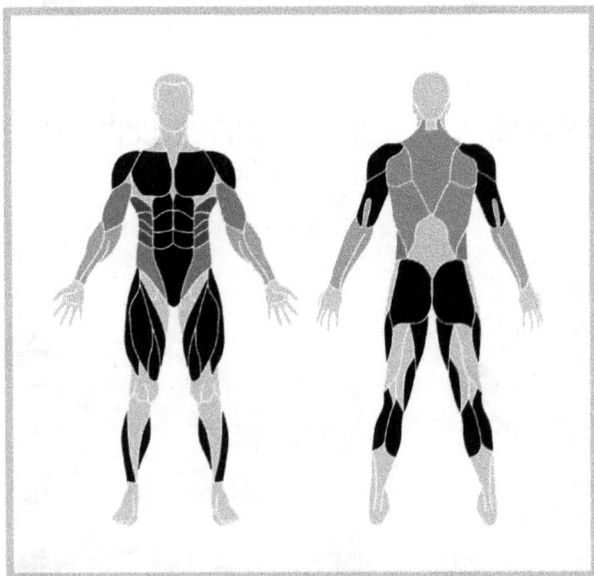

ИНФЕРНО

DAREBEE ВИИТ ТРЕНИРОВКА © darebee.com

УРОВЕНЬ I 3 подхода **УРОВЕНЬ II** 5 подходов **УРОВЕНЬ III** 7 подходов **ОТДЫХ** до 2 мин

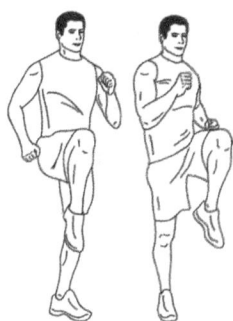

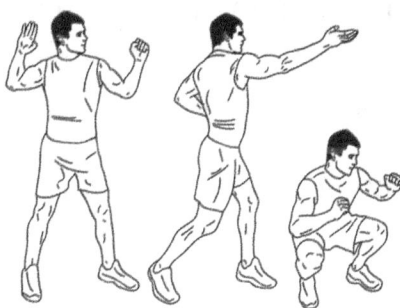

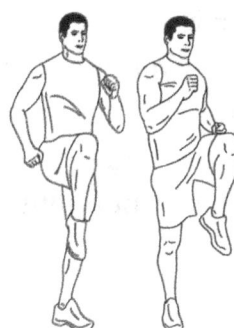

20СЕК высокие подъемы колена   **20СЕК** "бросок ножа" + присед   **20СЕК** высокие подъемы колена

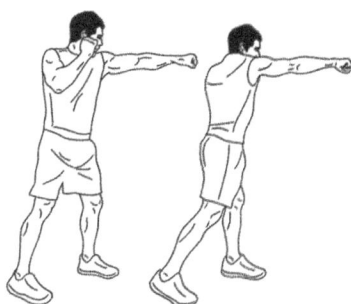

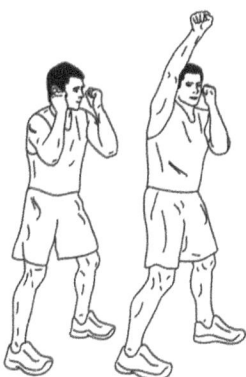

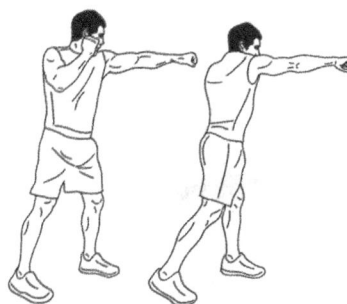

20СЕК прямые удары   **20СЕК** удары вверх   **20СЕК** прямые удары

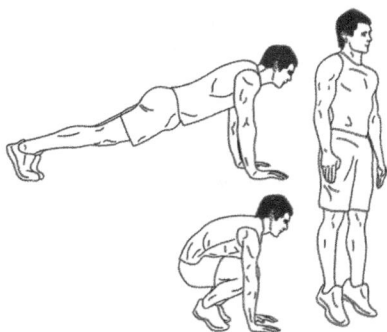

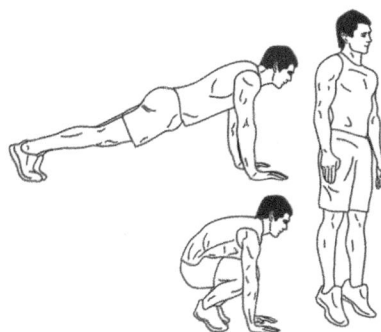

20СЕК базовые бёрпи   **20СЕК** удержание в планке   **20СЕК** базовые бёрпи

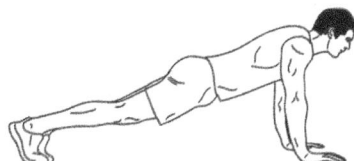

ВВЕДЕНИЕ

Введение — это комплексная тренировка всего тела, которая задействует все основные группы мышц. Сначала упражнения кажутся легкими, но вскоре нагрузка на мышцы начинает накапливаться, и вам действительно нужно сделать усилие, чтобы продолжать работать в том же темпе. Это тренировка уровня III, поэтому она подходит для всех. Она идеально подходит для тех, кто возвращается к тренировкам после небольшого перерыва, или для тех, кто ищет тренировку, которая просто делает все.

ЦЕЛЬ: СИЛА & ТОНУС

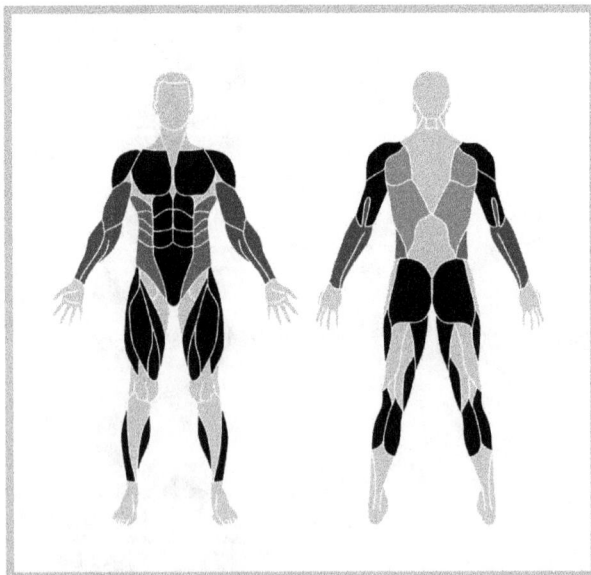

ВВЕДЕНИЕ

ТРЕНИРОВКА ОТ DAREBEE © darebee.com

УРОВЕНЬ I 3 подхода **УРОВЕНЬ II** 5 подходов **УРОВЕНЬ III** 7 подходов **ОТДЫХ** до 2 мин

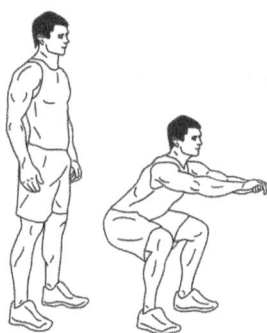

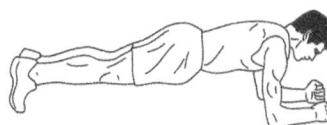

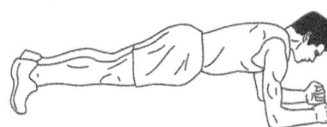

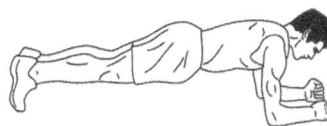

10 приседаний   **2** отжимания   **СЧИТАЯ ДО 10** планка на локтях

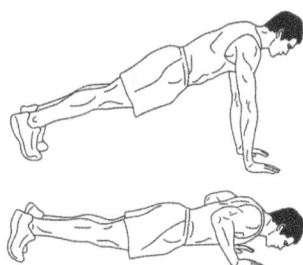

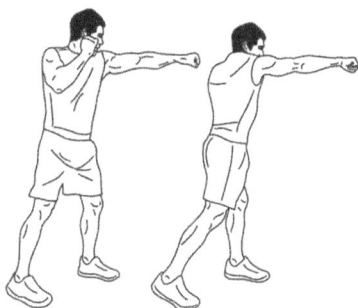

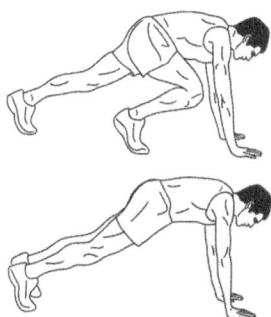

10 прямых ударов   **2** отжимания   **СЧИТАЯ ДО 10** планка на локтях

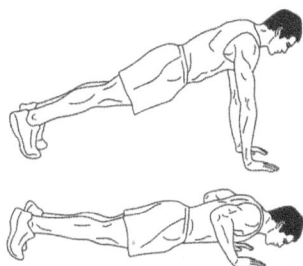

10 "скалолазов"   **2** отжимания   **СЧИТАЯ ДО 10** планка на локтях

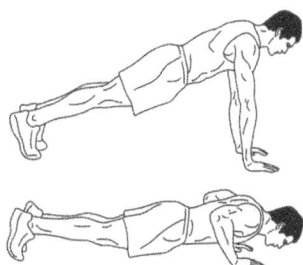

ЖЕЛЕЗНЫЙ СТЕРЖЕНЬ

Сухожилия — это тросы, которые соединяют мышцы с костями и стабилизируют их. Иметь прочные сухожилия — это значит иметь сильные, упругие мышцы. Тренировка *Железный Стержень* призвана укрепить ваши сухожилия. Она поможет повысить стабильность, скорость, взрывную способность и координацию. Короче говоря, она обеспечит вам больший контроль над телом.

ЦЕЛЬ: РАСТЯЖКА

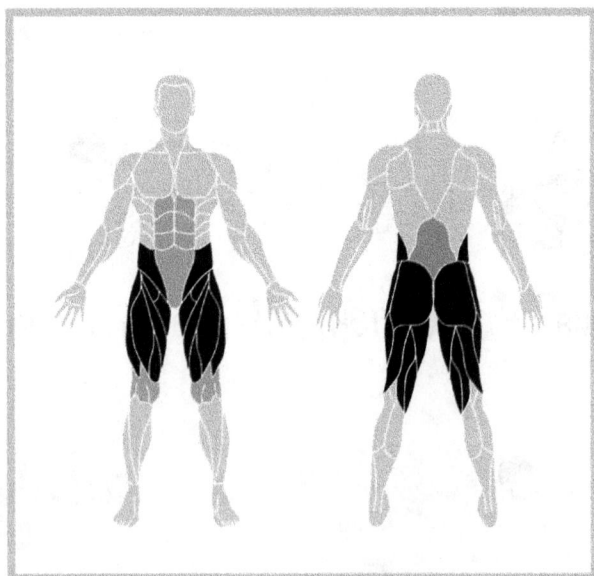

ЖЕЛЕЗНЫЙ СТЕРЖЕНЬ

РАСТЯЖКА ДЛЯ СУХОЖИЛИЙ НОГ
ТРЕНИРОВКА ОТ DAREBEE © darebee.com

Меняйте сторону после каждой серии упражнений, затем повторите серию еще раз. Не опускайте ногу на пол при выполнении всей серии. Идеальная заминка.

СЕРИЯ 1

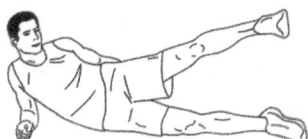

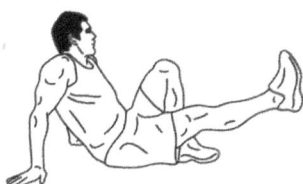

считая до 15 удержание

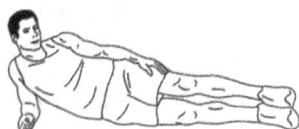

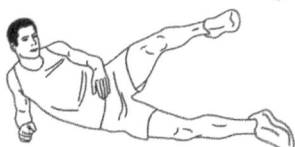

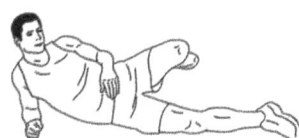

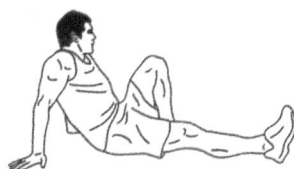

15 подъемов ноги

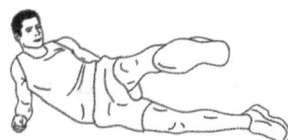

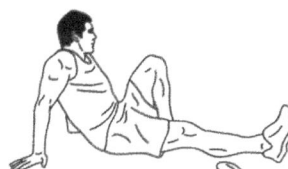

15 движений ногой "вперед-назад"

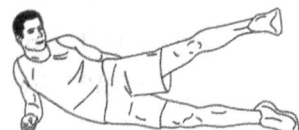

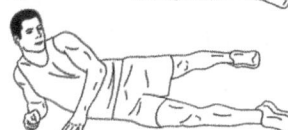

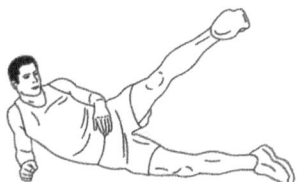

15 быстрых ударов ногой вперед

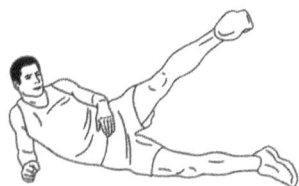

15 медленных ударов ногой вперед

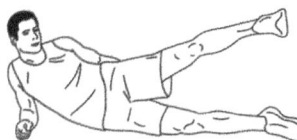

считая до 15 удержание

СЕРИЯ 2

считая до 15 удержание

15 подъемов ноги

15 высоких подъемов ноги

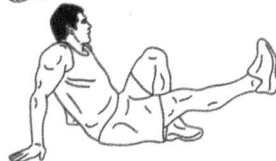

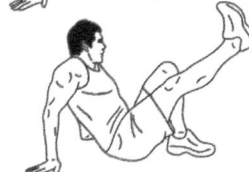

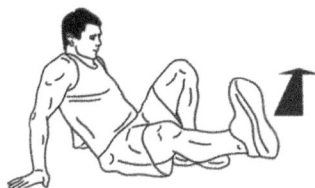

15 движений ногой из стороны в сторону

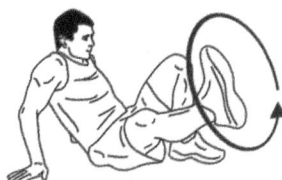

15 кругов ногой

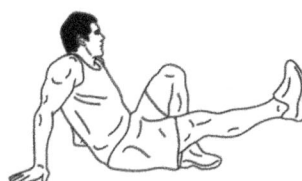

считая до 15 удержание

62 ЖЕЛЕЗНЫЙ КОГОТЬ

Выпустите на волю вашего внутреннего тигра и проработайте верхнюю часть тела с помощью тренировки *Железный Коготь*. Основание ладони — одно из немногих природных оружий, которые у нас есть. По своей природе прочное, с очень небольшим количеством нервных окончаний, оно может принять (или нанести) удар, не рискуя повредить какую-либо его часть. Умение правильно его использовать внезапно делает вас вооруженным и опасным только потому, что у вас есть две руки, у которых есть ладони.

ЦЕЛЬ: СИЛА & ТОНУС

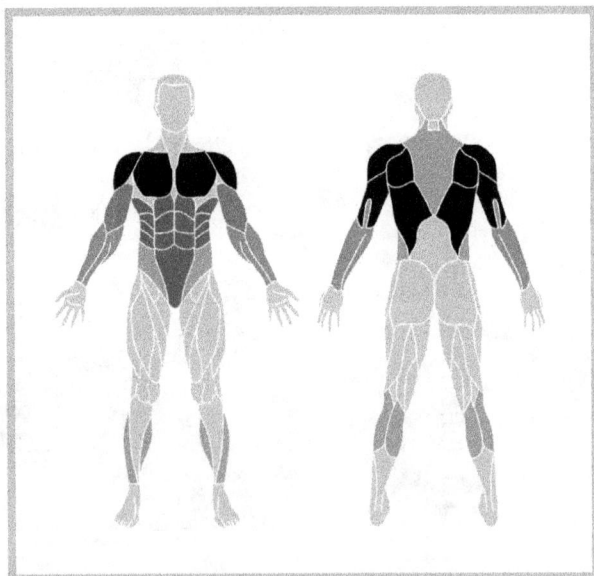

ЖЕЛЕЗНЫЙ КОГОТЬ

ТРЕНИРОВКА ОТ DAREBEE © darebee.com

УРОВЕНЬ I 3 подхода **УРОВЕНЬ II** 4 подхода **УРОВЕНЬ III** 5 подходов **ОТДЫХ** до 2 мин

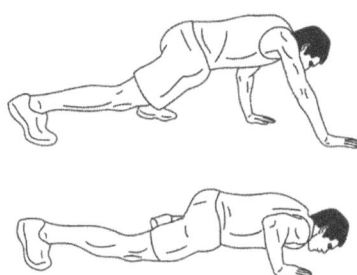

10 отжиманий "дракон"

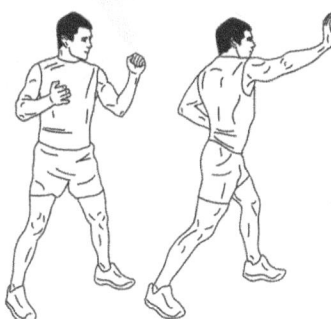

10 ударов ладонью

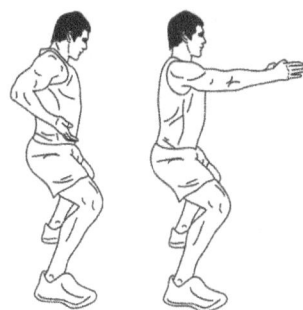

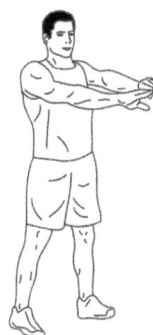

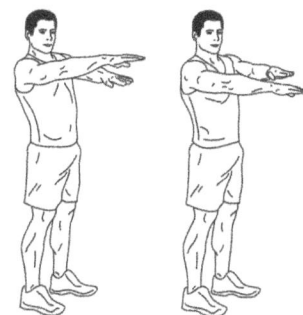

10 движений в сторону в полуприседе

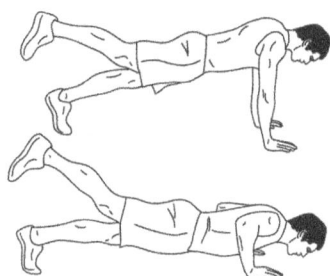

10 отжиманий с поднятой ногой

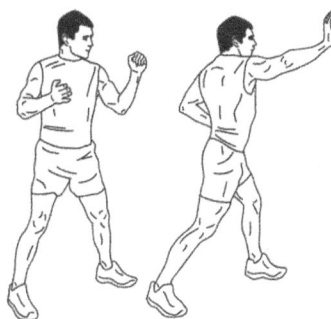

10 ударов ладонью

СЧИТАЯ ДО 20 удержание сомкнутых рук

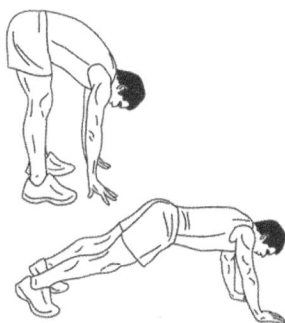

10 выходов в планку

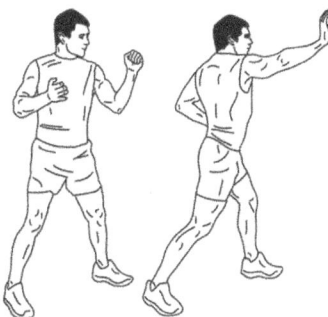

10 ударов ладонью

20 "ножниц"

63   ЖЕЛЕЗНЫЙ КУЛАК

Оттачивайте свои боевые навыки, доведите свое тело до тонко настроенного инструмента и ощутите всю мощь контроля над ним с помощью тренировки *Железный Кулак*. Использование комбинации ударов ногами и руками помогает развивать скорость, силу, координацию и стабильность. Уменьшите время отдыха до одной минуты, и вы также начнете увеличивать максимальную емкость VO2.

ЦЕЛЬ: СИЛА & ТОНУС

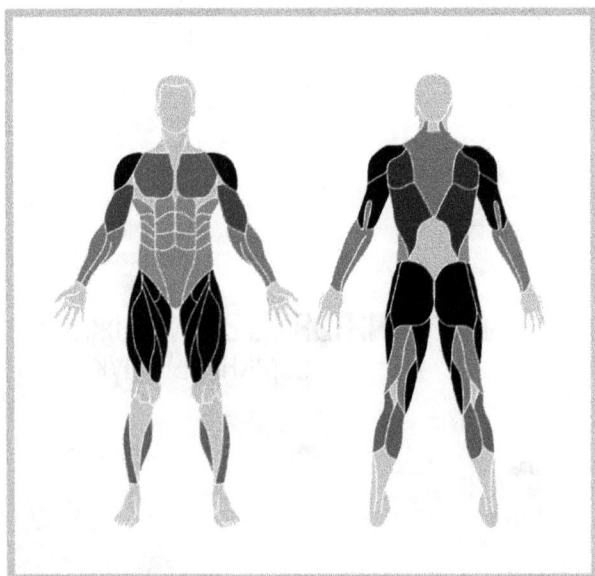

ЖЕЛЕЗНЫЙ КУЛАК

ТРЕНИРОВКА ОТ DAREBEE © darebee.com

Уровень I 3 подхода **Уровень II** 5 подходов **Уровень III** 7 подходов **Отдых** до 2 мин

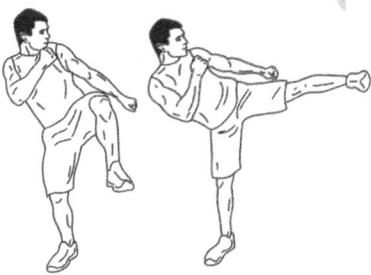

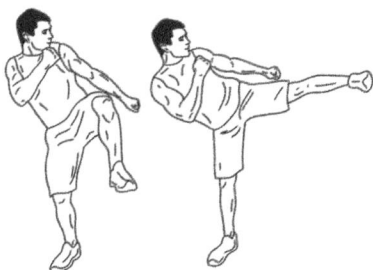

20 боковых ударов ногой

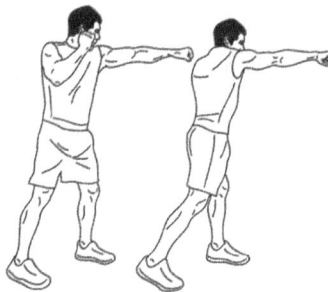

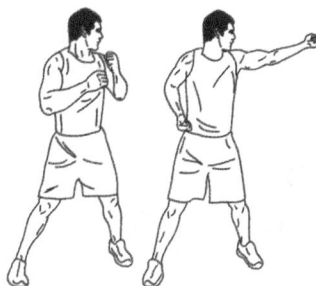

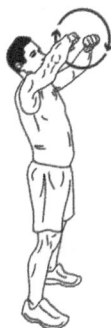

20 джеб + кросс

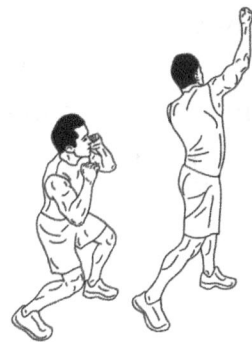

20 апперкотов

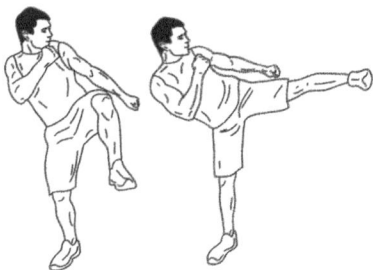

20 боковых ударов ногой

20 боковых ударов кулаком

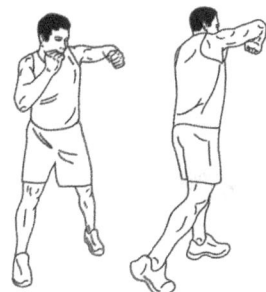

20 хуков

20 боковых ударов ногой

20 быстрых кругов

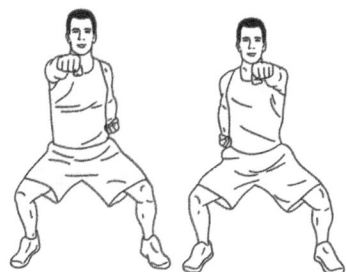

100 прямых ударов в приседе

64 ЖЕЛЕЗНАЯ ЛЕДИ

Железная Леди — это комплексная тренировка на силу и выносливость для всего тела, которая приведет вас в зону потоотделения в течение нескольких минут после ее начала. Отлично подходит для улучшения контроля над своим телом, активации групп мышц и увеличения физической активности. Если вы ищете тренировку, которая бросит вызов вашей силе, выносливости и координации, то это то, что вам нужно.

ЦЕЛЬ: СИЛА & ТОНУС

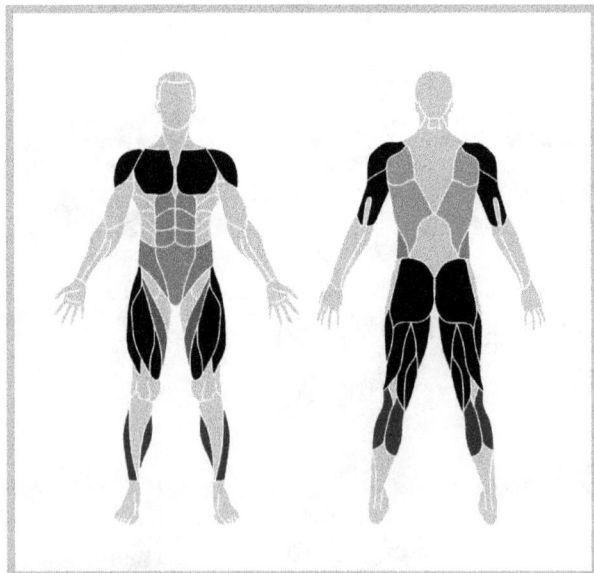

ЖЕЛЕЗНАЯ ЛЕДИ

ТРЕНИРОВКА ОТ DAREBEE © darebee.com

УРОВЕНЬ I 3 подхода **УРОВЕНЬ II** 4 подхода **УРОВЕНЬ III** 5 подходов **ОТДЫХ** до 2 мин

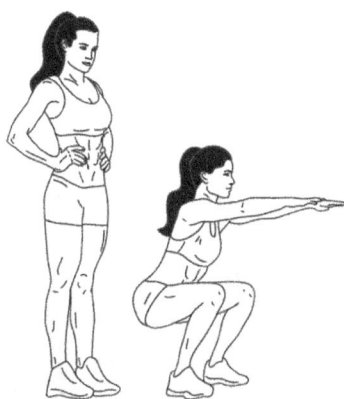

20 приседаний

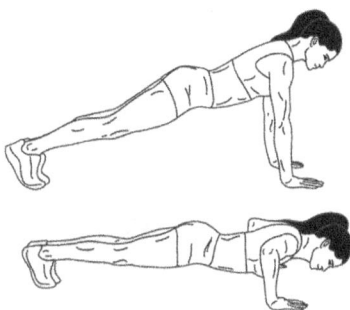

4 отжимания

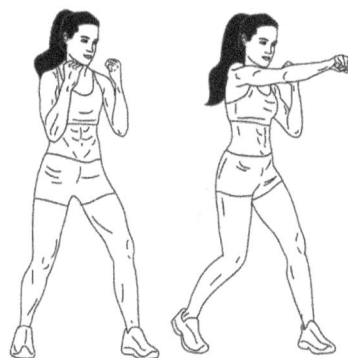

20 прямых ударов

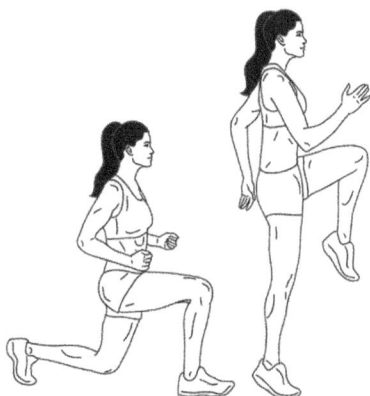

20 выпадов с подъемом колена

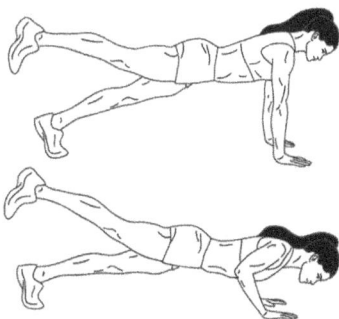

4 отжимания с поднятой ногой

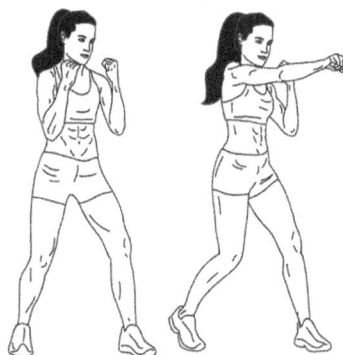

20 прямых ударов

65 КАМИКАДЗЕ

Иногда простота тренировки прямо пропорциональна величине ее уровня сложности, и тренировка *Камикадзе* подтверждает это правило. Пять последовательных простых упражнений доводят ваши мышцы до предела, задействуя дополнительные группы мышц, чтобы помочь компенсировать постоянно возрастающую нагрузку. В результате получилась тренировка уровня сложности V, которая поможет вам стать сильным ... очень и очень сильным.

ЦЕЛЬ: СИЛА & ТОНУС

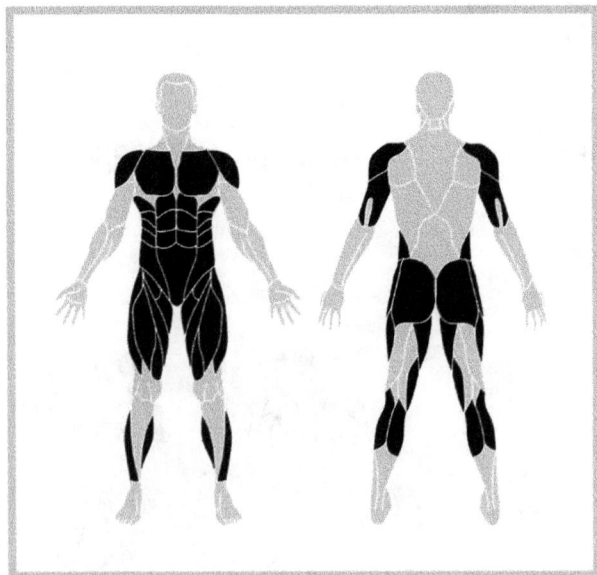

КАМИКАДЗЕ

ТРЕНИРОВКА ОТ DAREBEE © darebee.com

УРОВЕНЬ I 3 подхода **УРОВЕНЬ II** 4 подхода **УРОВЕНЬ III** 5 подходов

2 минуты отдыха между подходами

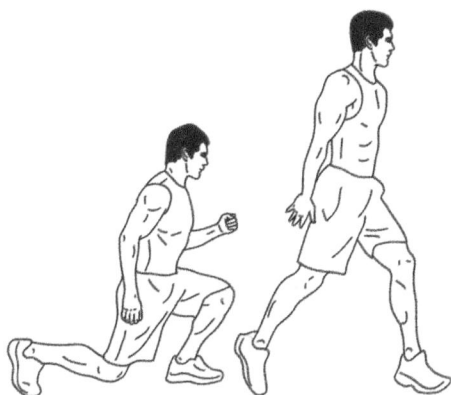

30 выпадов с прыжком   **30** бёрпи

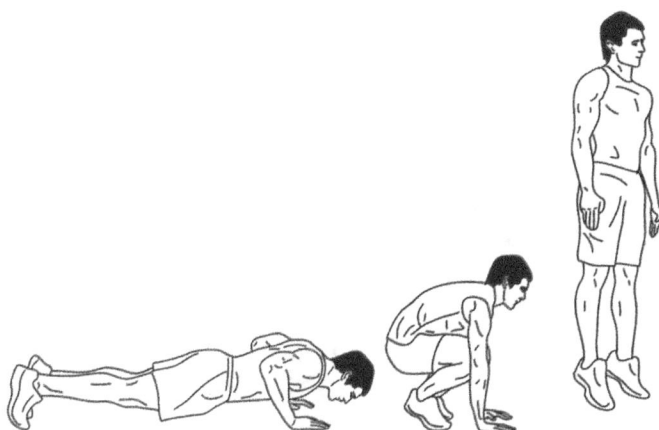

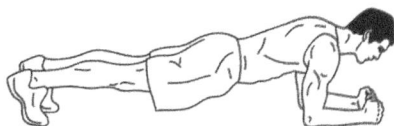

1МИН планка на локтях   **1МИН** боковая планка   **1МИН** "стул" у стены

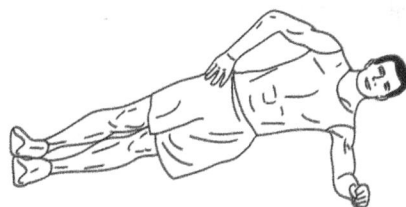

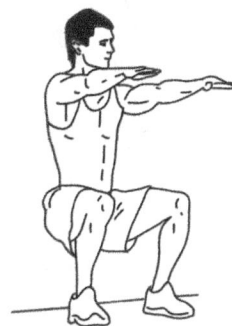

66 ЦАРЬ ГОРЫ

Царь Горы — это тренировка, которая включает в себя «подъем», «захват», а затем «удержание» горы. Она воздействует на ваши показатели силы, мощи и стабильности, тренируя основные мышцы тела. Здесь есть сильный тренировочный компонент, который действительно будет полезен для ваших результатов в других видах спорта. Она не слишком утомительна с точки зрения аэробной производительности, но она определенно улучшит ваши показатели в отношении вашей мышечной силы.

ЦЕЛЬ: СИЛА & ТОНУС

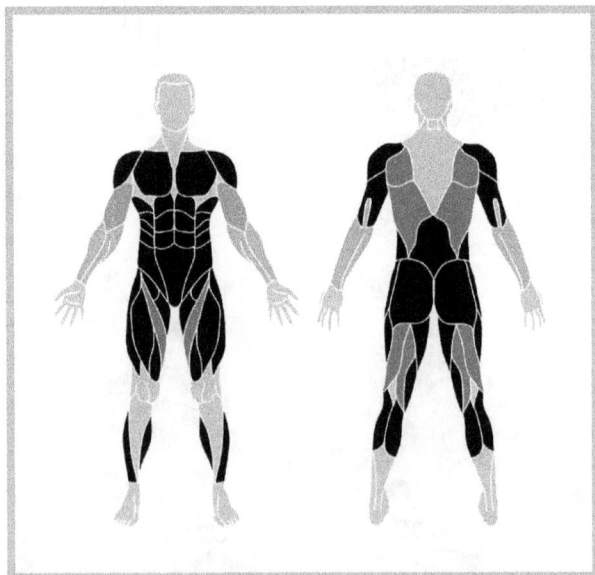

ЦАРЬ ГОРЫ

ТРЕНИРОВКА ОТ DAREBEE
© darebee.com
УРОВЕНЬ I 3 подхода
УРОВЕНЬ II 5 подходов
УРОВЕНЬ III 7 подходов
ОТДЫХ до 2 минут

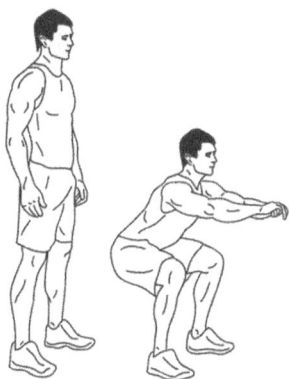

20 приседаний

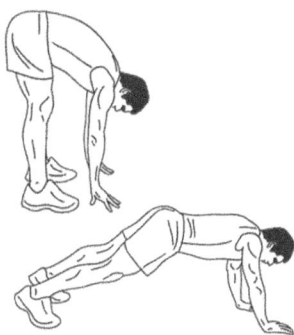

5 выходов в планку

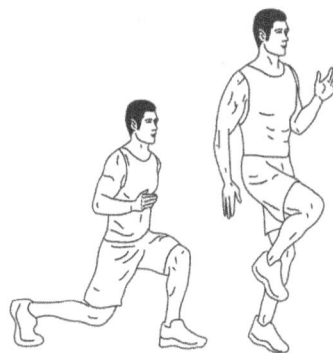

20 выпадов с подъемом колена

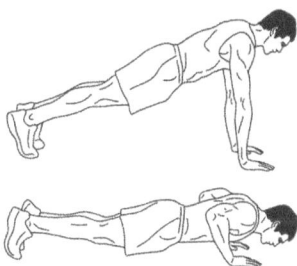

5 отжиманий

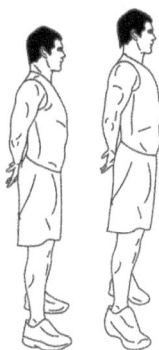

20 подъемов на носки

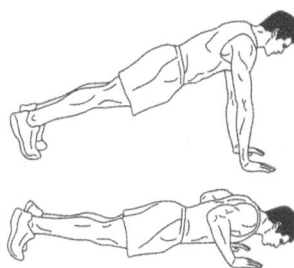

5 отжиманий

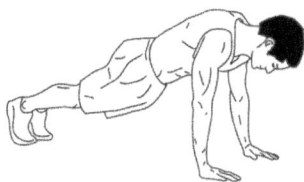

СЧИТАЯ ДО 20 планка

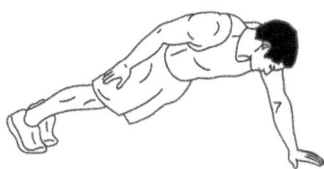

СЧИТАЯ ДО 20 планка на одной руке

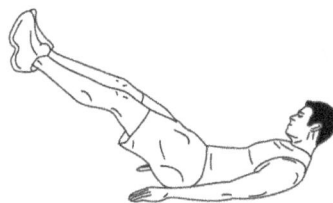

СЧИТАЯ ДО 20 удержание поднятых ног

67 КИЦУНЭ

Что было бы, если бы ваше тело почти ничего не весило и гравитация не имела бы никакого значения? Тренировка *Кицунэ* учит вас двигаться, как будто вы имеете полнейший контроль над вашим телом, и помогает вашим мышцам развить устойчивость к усталости.

ЦЕЛЬ: СЖИГАНИЕ ЖИРА

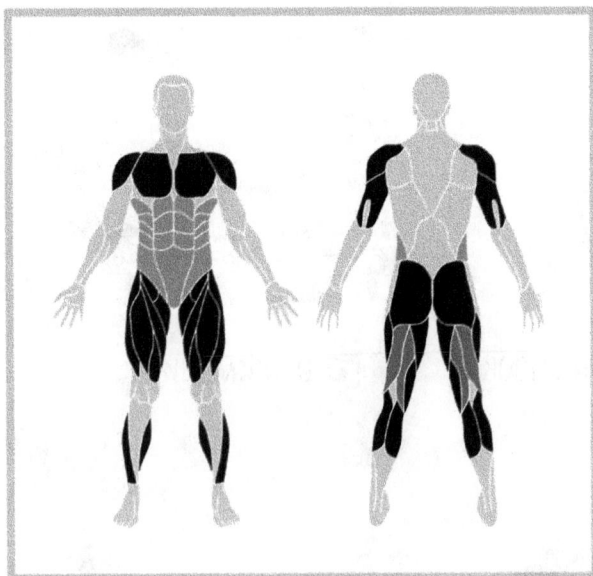

КИЦУНЭ

ТРЕНИРОВКА ОТ DAREBEE © darebee.com

УРОВЕНЬ I 3 подхода **УРОВЕНЬ II** 5 подходов **УРОВЕНЬ III** 7 подходов **ОТДЫХ** до 2 мин

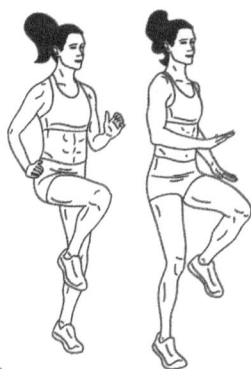

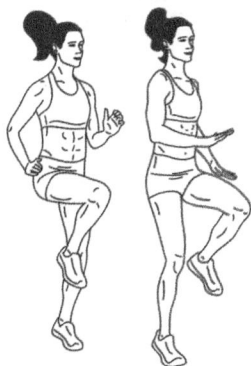

20 высоких подъемов колена

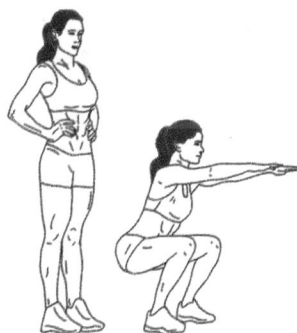

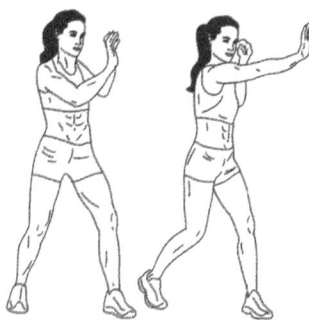

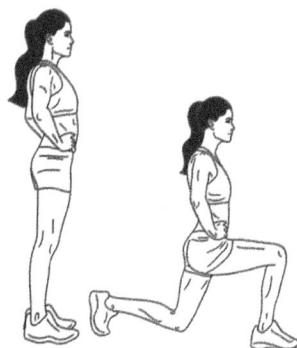

20 приседаний

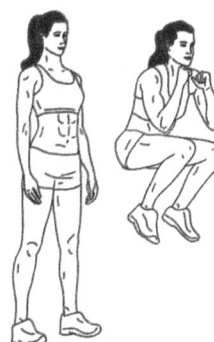

4 высоких прыжка

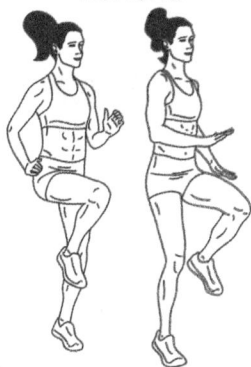

20 высоких подъемов колена

20 ударов ладонью

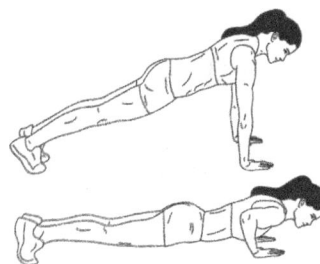

4 отжимания

20 высоких подъемов колена

20 выпадов

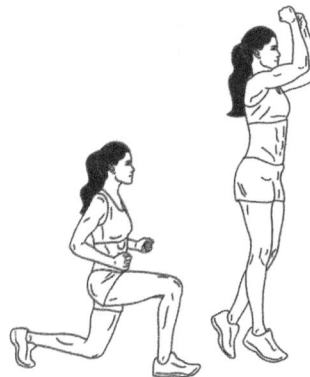

4 выпада с прыжком

НОКАУТ

Работа над верхней частью тела не всегда связана с подтягиваниями и отжиманиями, ни даже с отягощениями. Динамический подход, который использует «бокс с тенью» и точные техники боевых искусств, заставляет мышцы работать как концентрическим, так и эксцентрическим образом, увеличивая эффективную силу и скорость. Не жалейте себя, тренировка *Нокаут* здесь, чтобы помочь вам!

ЦЕЛЬ: СИЛА & ТОНУС, БОЕВЫЕ ИСКУССТВА

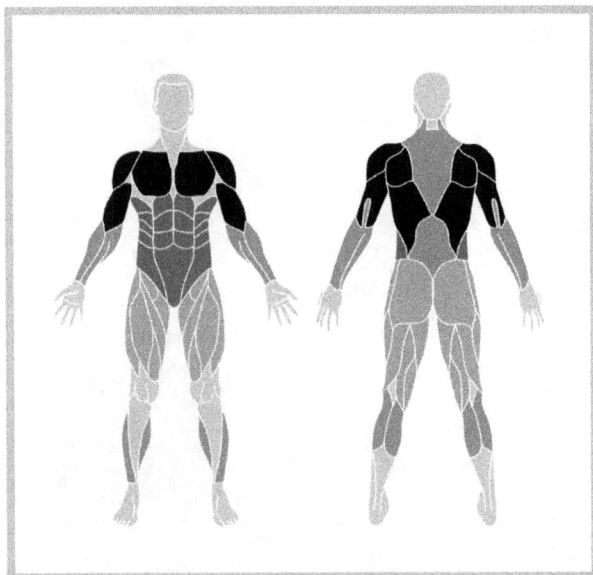

НОКАУТ

ТРЕНИРОВКА ОТ DAREBEE © darebee.com

УРОВЕНЬ I 3 подхода **УРОВЕНЬ II** 5 подходов **УРОВЕНЬ III** 7 подходов **ОТДЫХ** до 2 мин

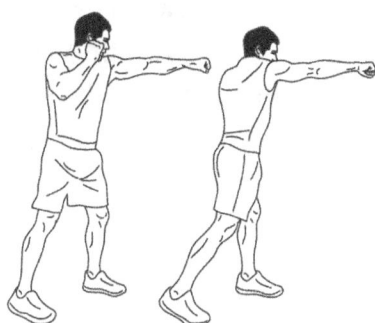

40 джеб + кросс

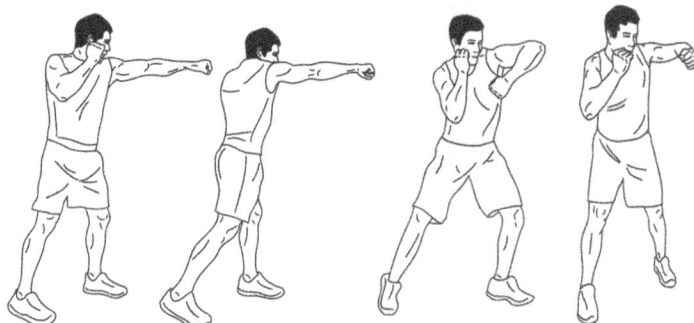

20 комбо джеб + кросс + удар локтем + хук

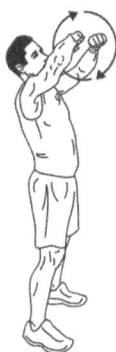

40 быстрых кругов

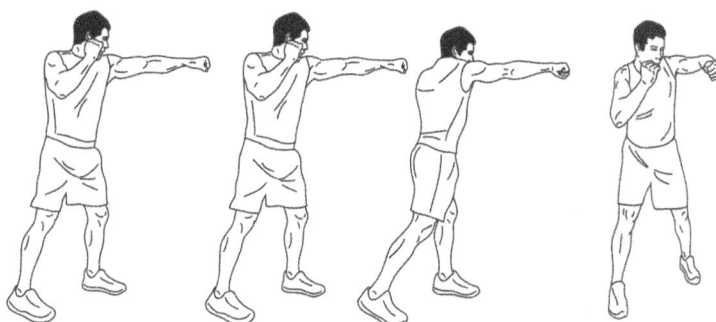

20 комбо джеб + джеб + кросс + хук

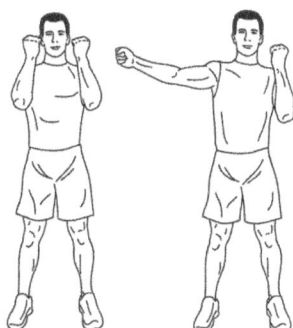

40 боковых ударов

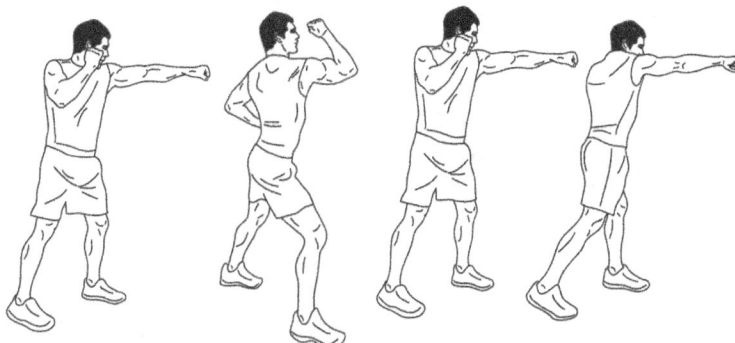

20 комбо джеб + удар локтем + джеб + кросс

69 КРАКЕН

Если, в бушующем море, на вашем пути вам вдруг встретился Кракен, вы должны быть готовы к борьбе за свою жизнь. Наша тренировка *Кракен*, конечно же, не поставит вас в такие условия, она просто проведет все основные группы мышц через свой динамический диапазон движения. Это тяжелая, в основном анаэробная тренировка, вы окажетесь в зоне потоотделения с самого первого подхода и будете ощущать ее эффект еще долго после ее завершения.

ЦЕЛЬ: СИЛА & ТОНУС

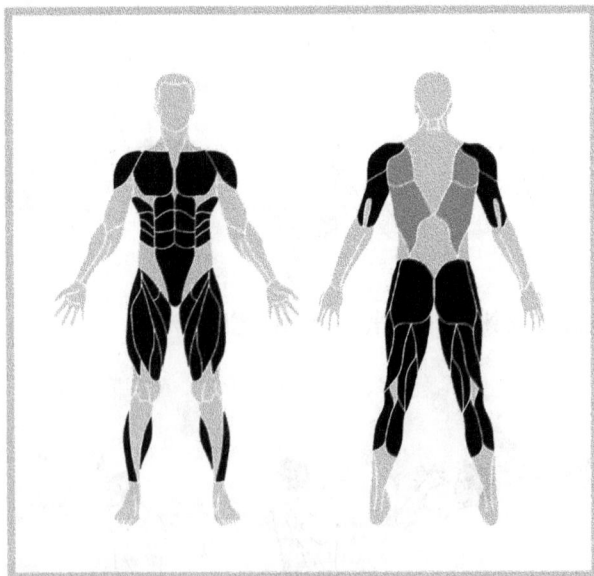

КРАКЕН

ТРЕНИРОВКА ОТ DAREBEE © darebee.com

УРОВЕНЬ I 3 подхода **УРОВЕНЬ II** 5 подходов **УРОВЕНЬ III** 7 подходов **ОТДЫХ** до 2 мин

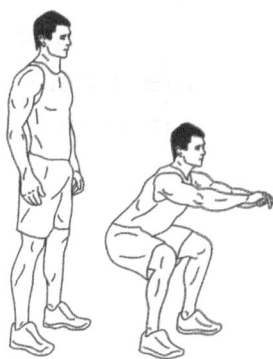

20 приседаний

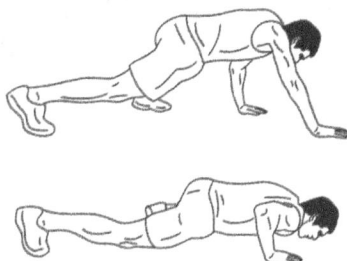

6 отжиманий "дракон"

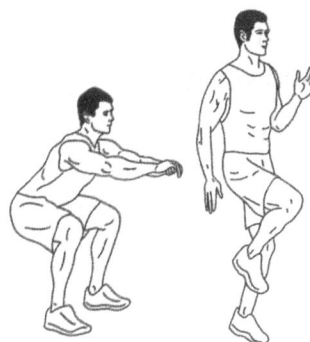

20 приседаний с подъемом колена

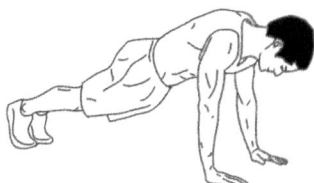

СЧИТАЯ ДО 20 планка

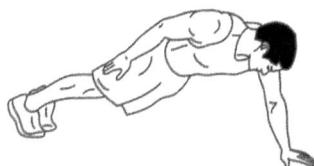

СЧИТАЯ ДО 20 планка на одной руке

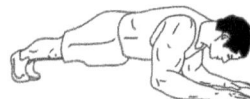

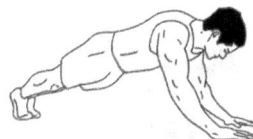

6 растяжек на трицепс

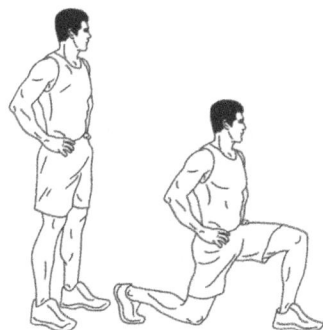

20 выпадов

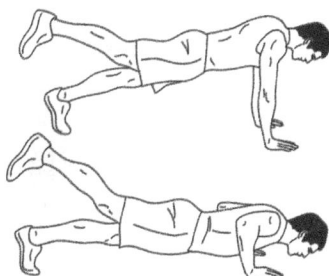

6 отжиманий с поднятой ногой

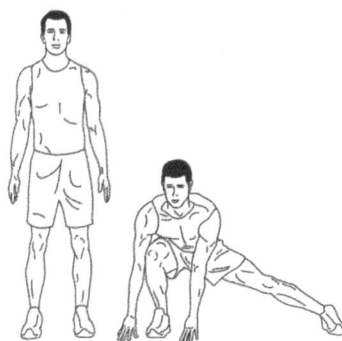

20 глубоких боковых выпадов

70 КОД ЗАПУСКА

Покорите ваше тело с тренировкой *Код Запуска*. Независимо от того, выполняете ли вы прямые удары в воздух или отрываетесь от земли во время выполнения высоких прыжков, наверняка вы окажетесь в зоне потоотделения в течение первых нескольких минут и определенно заслужите перерыв на восстановление после завершения подхода. Это комплексная тренировка, в которой отлично комбинируются специальные фасциальные фитнес-упражнения, превращающие ваше тело в мощный тренажер.

ЦЕЛЬ: СИЛА & ТОНУС

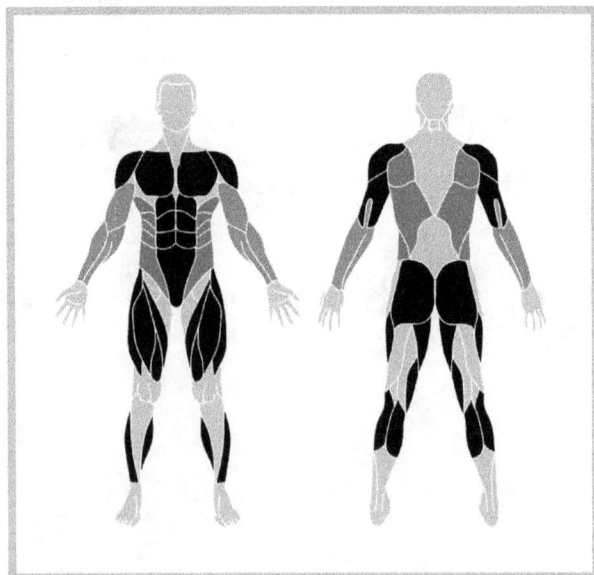

КОД ЗАПУСКА

ТРЕНИРОВКА ОТ DAREBEE
© darebee.com

УРОВЕНЬ I 3 подхода
УРОВЕНЬ II 5 подходов
УРОВЕНЬ III 7 подходов
ОТДЫХ до 2 минут

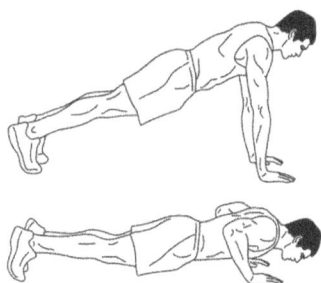

5 отжиманий

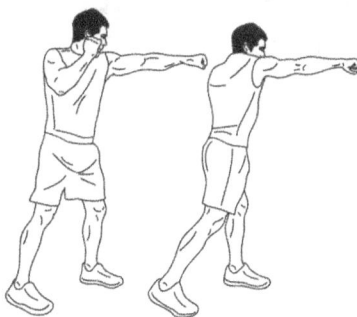

30 прямых ударов

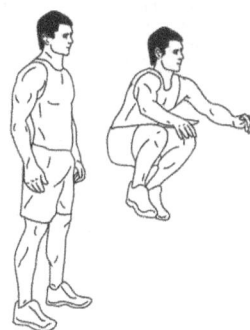

5 высоких прыжков

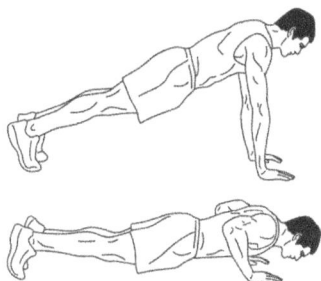

5 отжиманий

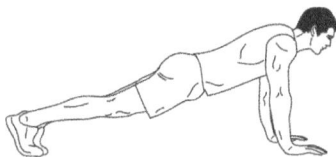

считая до 30 планка

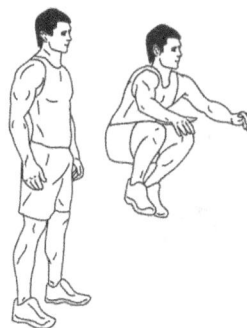

5 высоких прыжков

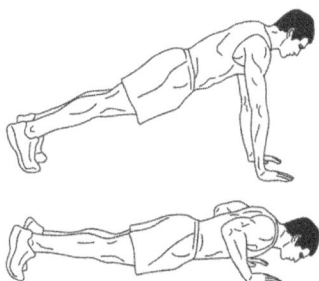

5 отжиманий

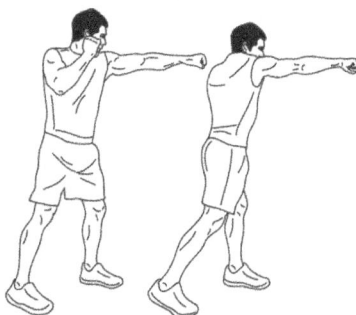

30 прямых ударов

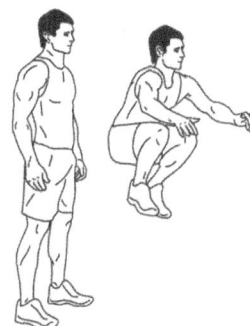

5 высоких прыжков

71 НЕПОСЕДА

Непоседа — это быстрая тренировка с интенсивным сжиганием калорий, доступная и в то же время обеспечивающая комплексную тренировку всего тела. Вы знаете, что собираетесь попотеть, выполняя ее. И к тому же, она бросит вызов вашему максимальному уровню VO2.

ЦЕЛЬ: СЖИГАНИЕ ЖИРА

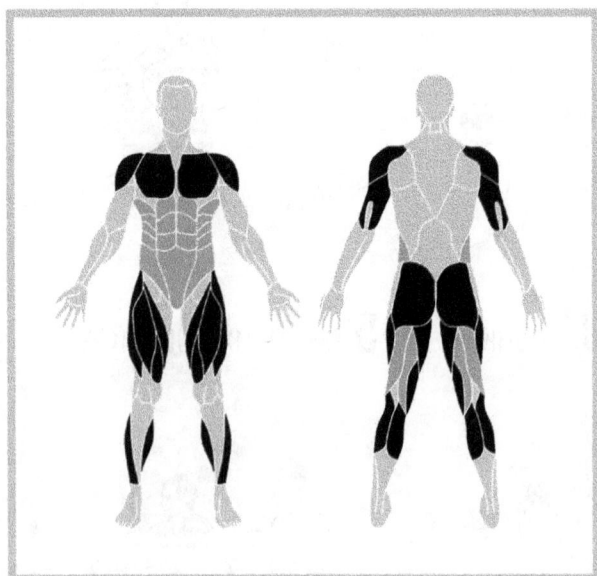

НЕПОСЕДА

ТРЕНИРОВКА ОТ DAREBEE © darebee.com

УРОВЕНЬ I 3 подхода **УРОВЕНЬ II** 5 подходов **УРОВЕНЬ III** 7 подходов **ОТДЫХ** до 2 мин

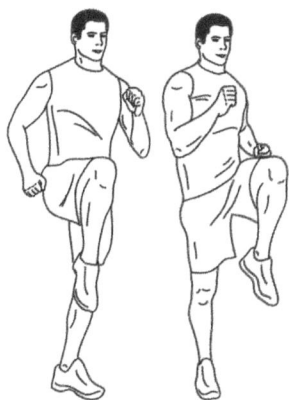

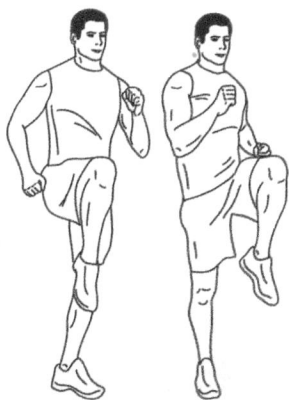

60 высоких подъемов колена

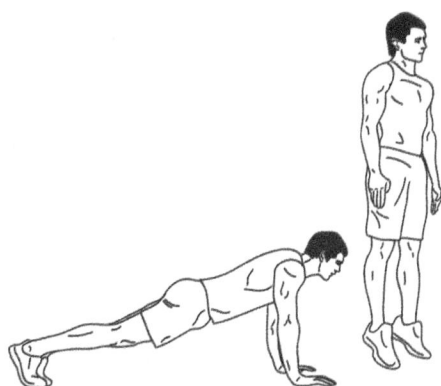

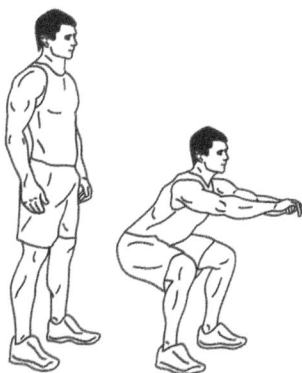

10 базовых бёрпи с прыжком

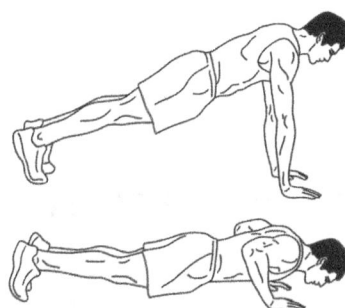

10 отжиманий

60 высоких подъемов колена

10 приседаний

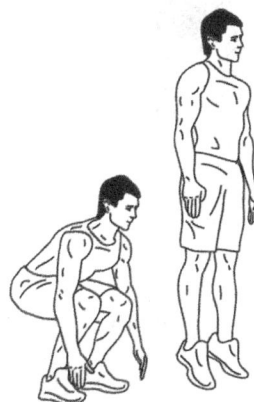

10 приседаний с прыжком

72 ДРОВОСЕК

Пожалуй, ничто не даст вам такой силы, как рубка деревьев топором. Однако, это не очень экологично, поэтому тренировка *Дровосек* — следующая лучшая вещь. Она состоит из девяти упражнений и нагружает все основные группы мышц тела, обеспечивая общую силовую тренировку, которая поможет вам развить более сильные и мощные мышцы.

ЦЕЛЬ: СИЛА & ТОНУС

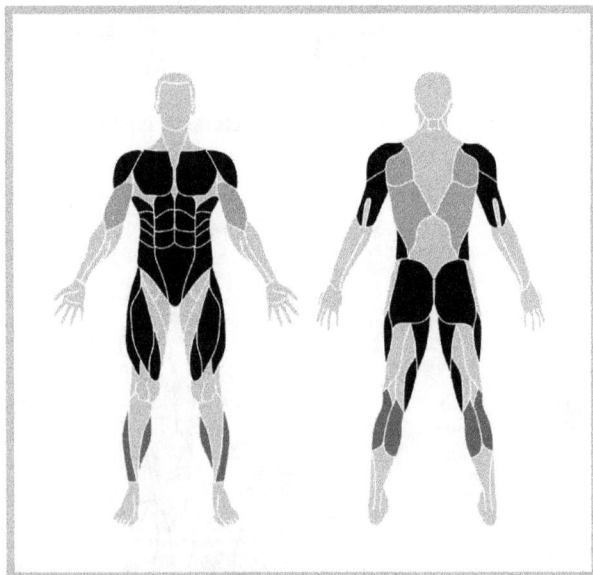

ДРОВОСЕК

ТРЕНИРОВКА ОТ DAREBEE © darebee.com

УРОВЕНЬ I 3 подхода **УРОВЕНЬ II** 5 подходов **УРОВЕНЬ III** 7 подходов **ОТДЫХ** до 2 мин

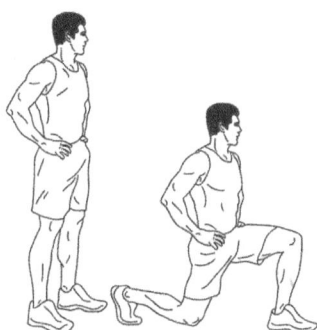

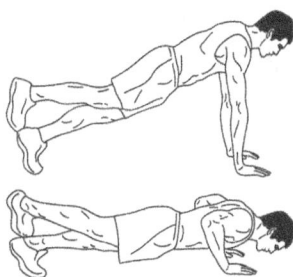

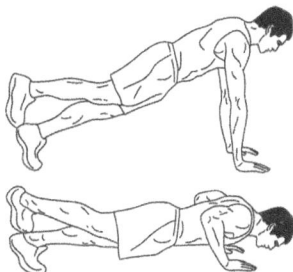

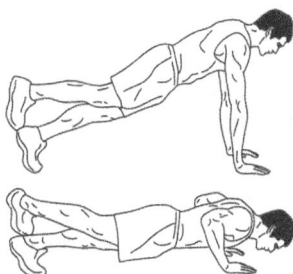

20 выпадов   **10** отжиманий "нога на ногу"   **40** поворотов корпуса

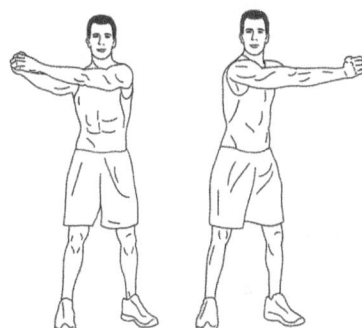

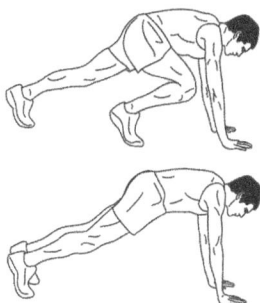

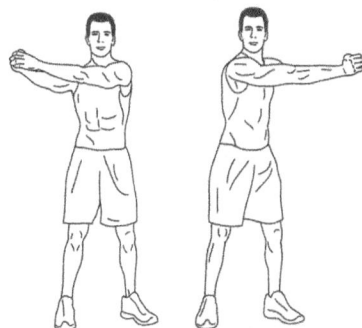

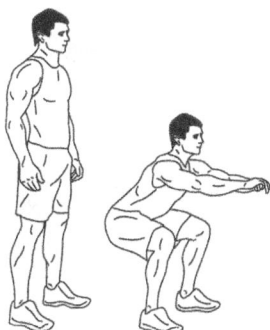

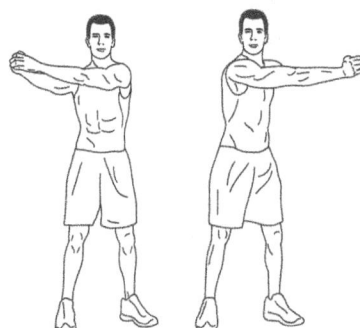

20 медленных "скалолазов"   **10** отжиманий "нога на ногу"   **40** поворотов корпуса

20 приседаний   **10** отжиманий "нога на ногу"   **40** поворотов корпуса

73 МЯТЕЖ

Тренировка *Мятеж* вдохновлена неистовой энергией бунта, но ваша реакция на испытание ваших аэробных способностей и общей силы тела вполне может сигнализировать о бунте в вашем собственном организме, если ваши ноги отказываются подчиняться вам, а ваши легкие просят, чтобы вы остановились. Что ж, может быть, это не так уж и плохо, но эта тренировка создана для того, чтобы заставить ваше тело проходить через все испытания, поэтому вы определенно это почувствуете. Когда большие группы мышц заставляют двигаться быстро, они предъявляют огромные требования к аэробным способностям, и именно тогда вы начинаете приучать свое тело к работе, даже если оно устало.

ЦЕЛЬ: СЖИГАНИЕ ЖИРА

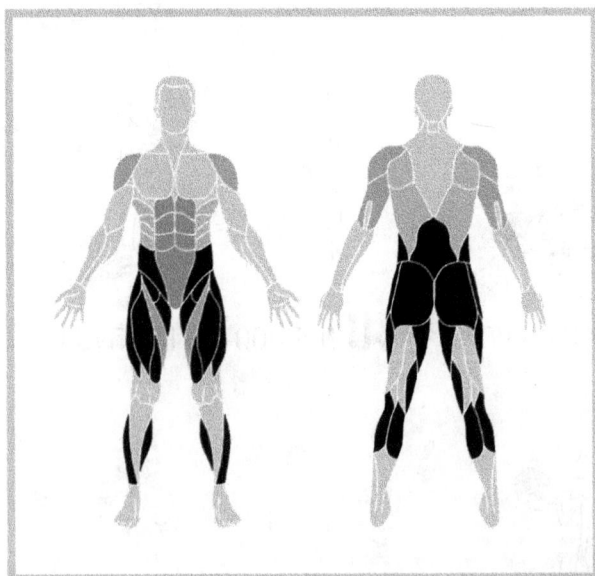

МЯТЕЖ

ТРЕНИРОВКА ОТ DAREBEE © darebee.com

УРОВЕНЬ I 3 подхода **УРОВЕНЬ II** 5 подходов **УРОВЕНЬ III** 7 подходов **ОТДЫХ** до 2 мин

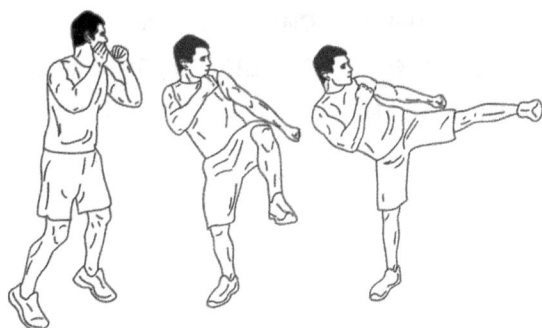

20 подскок, подскок + боковой удар

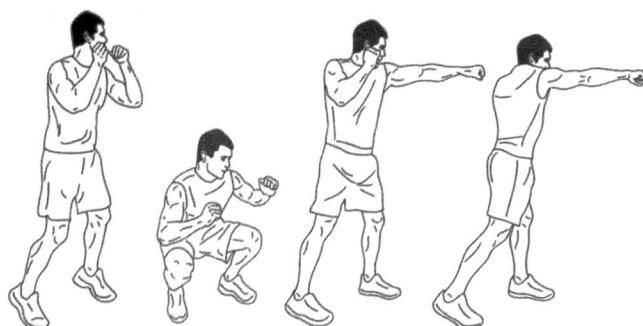

20 подскок, подскок + присед + джеб + кросс

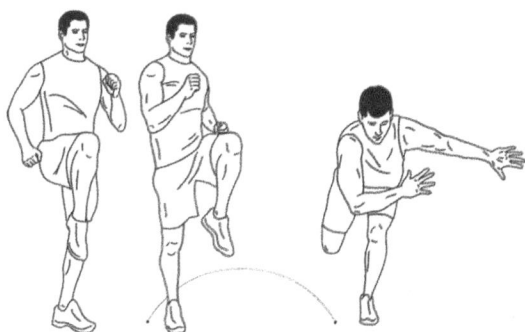

4 комбо: 10 высоких подъемов колена **+1** прыжок в сторону

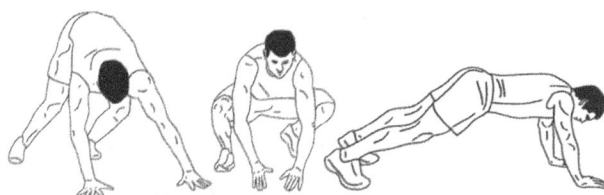

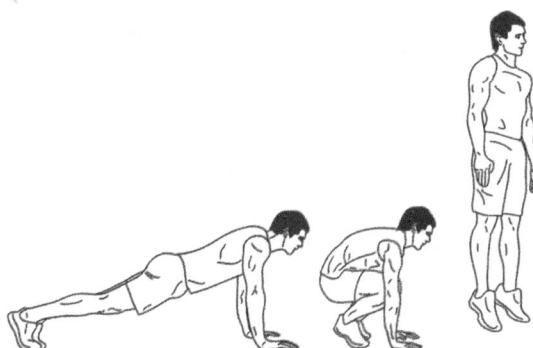

4 комбо: 1 "лягушка" **+1** выход в планку

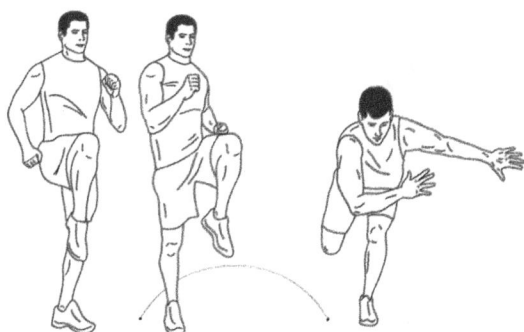

4 комбо: 10 высоких подъемов колена **+1** прыжок в сторону

4 базовых бёрпи с прыжком

НОЧНАЯ СМЕНА

Вам не обязательно работать в ночную смену, чтобы выполнять тренировку *Ночная Смена*, но если «да», то вы можете это сделать при условии, что у вас есть немного времени и совсем немного места. Разработанная, чтобы помочь вам поддерживать силу и мышечный тонус, тренировка *Ночная Смена* задействует все основные группы мышц. Она несомненно поддержит вас в тонусе, пока вы не найдете время и силы для еще более энергичной тренировки.

ЦЕЛЬ: СИЛА & ТОНУС

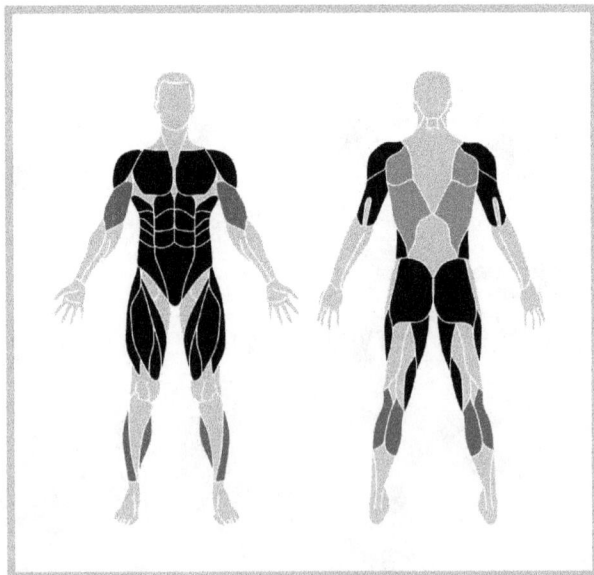

НОЧНАЯ СМЕНА

ТРЕНИРОВКА ОТ DAREBEE © darebee.com

УРОВЕНЬ I 3 подхода **УРОВЕНЬ II** 5 подходов **УРОВЕНЬ III** 7 подходов **ОТДЫХ** до 2 мин

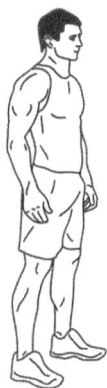

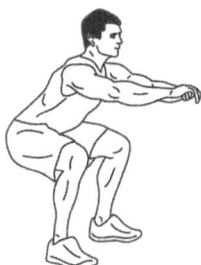

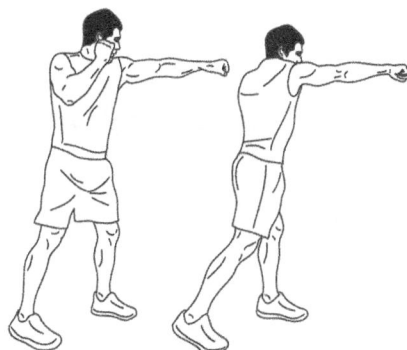

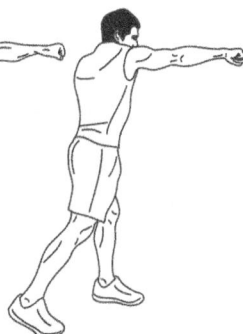

20 приседаний   **20** отжиманий   **20** прямых ударов

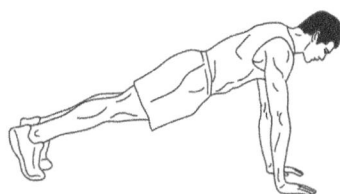

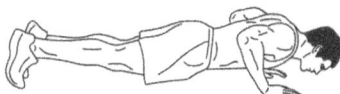

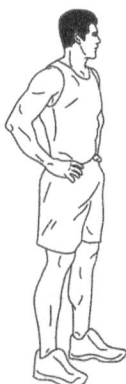

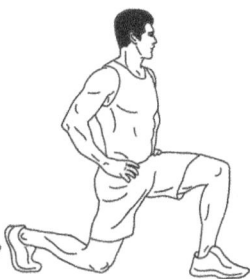

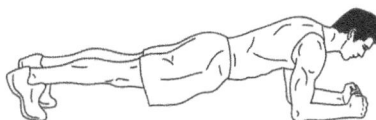

20 выпадов   **20сек** планка на локтях   **40сек** боковая планка

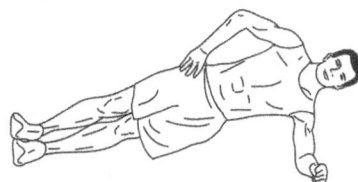

75

БЕЗ ПЛАЩЕЙ

Комплекс *Без Плащей* достоин любого супермена, потому что он непревзойден, когда дело касается усердной работы над телом. Эта тренировка очень быстро введет вас в зону потоотделения и будет держать вас там до конца. Она задействует практически все основные группы мышц и поддерживает нагрузку на протяжении всей тренировки.

ЦЕЛЬ: СИЛА & ТОНУС

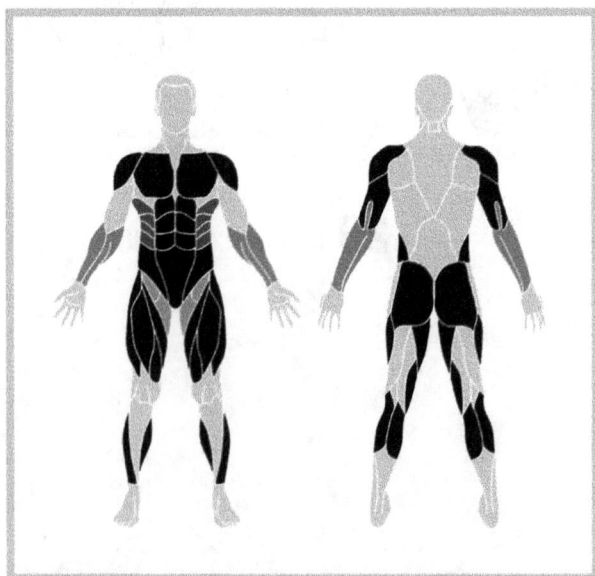

БЕЗ ПЛАЩЕЙ

ТРЕНИРОВКА ОТ DAREBEE © darebee.com

УРОВЕНЬ I 3 подхода **УРОВЕНЬ II** 5 подходов **УРОВЕНЬ III** 7 подходов **ОТДЫХ** до 2 мин

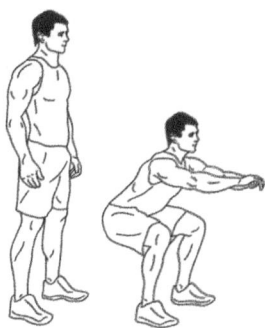

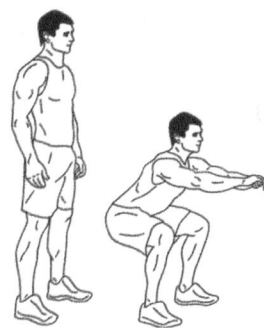

10 приседаний   **20** касаний плеча   **10** приседаний

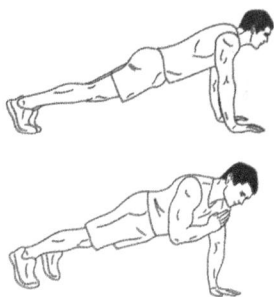

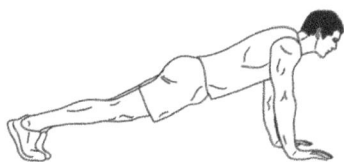

считая до **10** планка   считая до **10** планка
с поднятой ногой (правая)   считая до **10** планка
с поднятой ногой (левая)

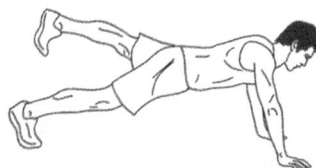

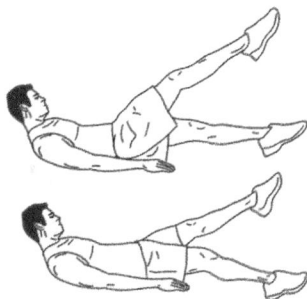

10 махов ногами   **10** подъемов ног   считая до **10** удержание

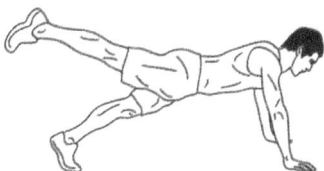

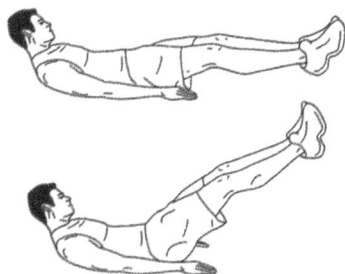

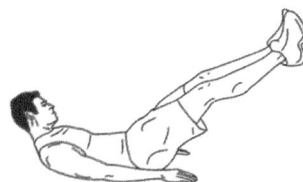

ВНЕ ЗОНЫ ДОСТУПА

Вне Зоны Доступа — это тренировка, которая готовит вас к тому, что может произойти, если наступит зомби-апокалипсис и вам придется бегать, лазить, ползать, переносить тяжести и сражаться. Это интенсивная тренировка для всего тела, которая задействует все основные группы мышц, вы почувствуете это уже с самого первого подхода.

ЦЕЛЬ: СЖИГАНИЕ ЖИРА

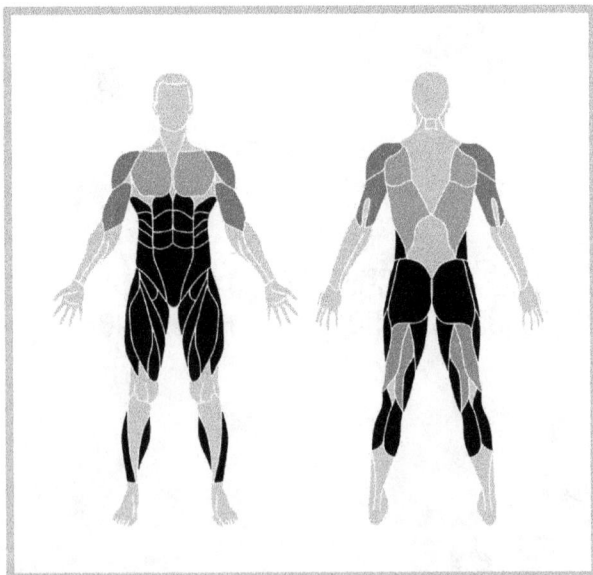

вне зоны доступа

ТРЕНИРОВКА ОТ DAREBEE © darebee.com

УРОВЕНЬ I 3 подхода **УРОВЕНЬ II** 5 подходов **УРОВЕНЬ III** 7 подходов **ОТДЫХ** до 2 мин

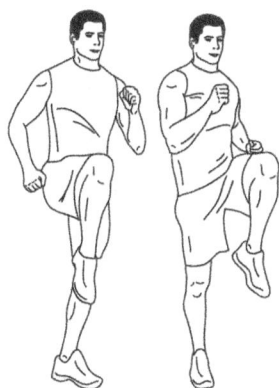

20 высоких подъемов колена

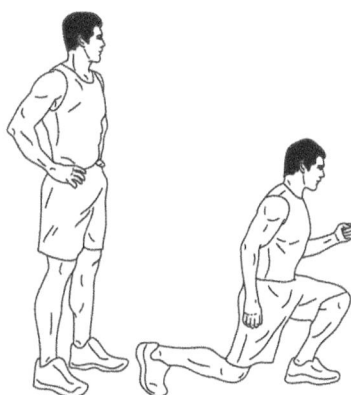

10 выпадов

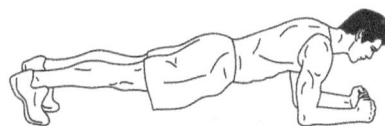

20сек планка на локтях

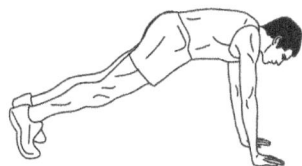

20 "скалолазов"

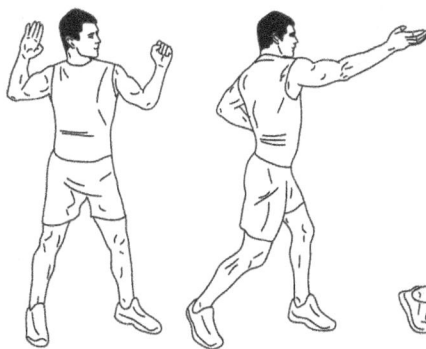

20 "бросков ножа"

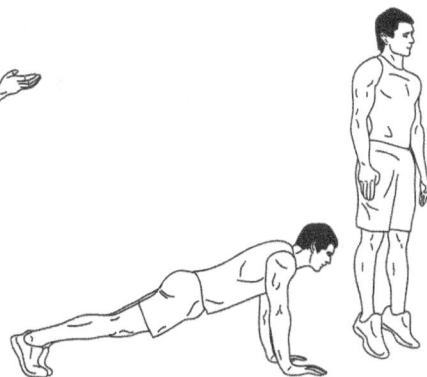

10 базовых бёрпи

77 ОДИН УДАР

Тренировка *Один Удар* — это анаэробная, высоко ритмичная силовая тренировка, ориентированная на мощность. Вы не почувствуете большой нагрузки
в первый подход и даже во второй, но когда температура ваших мышц повысится, а запасы АТФ (аденозин трифосфат) на борту истощатся, вы почувствуете жжение в мышцах. Ваша миссия состоит в том, чтобы поддерживать
заданный темп, и, невзирая на усталость, не снижать производительность.

ЦЕЛЬ: СИЛА & ТОНУС

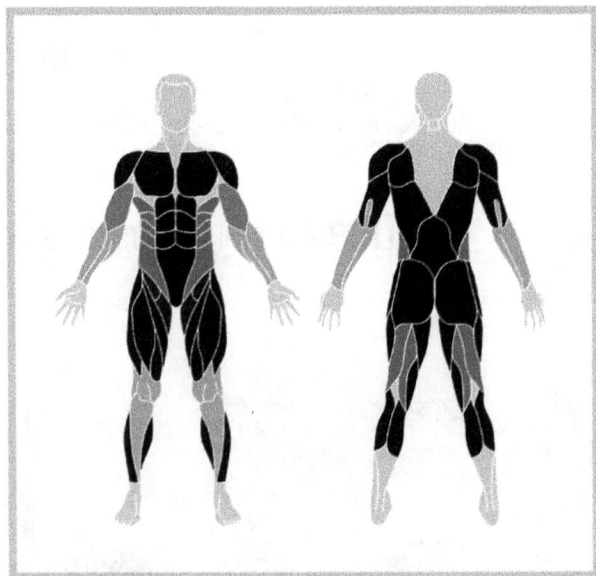

ОДИН УДАР

ТРЕНИРОВКА ОТ DAREBEE © darebee.com

10 ПОДХОДОВ ИЛИ СКОЛЬКО МОЖЕТЕ СДЕЛАТЬ | ДО 2 МИН ОТДЫХА МЕЖДУ ПОДХОДАМИ

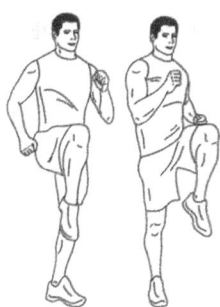

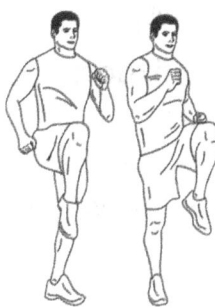

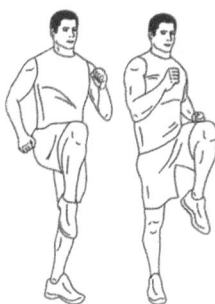

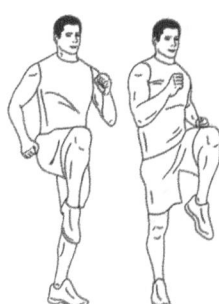

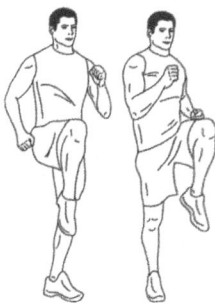

10 высоких подъемов колена

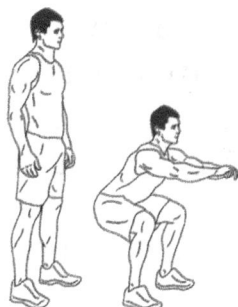

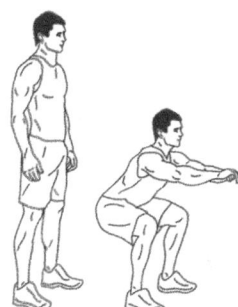

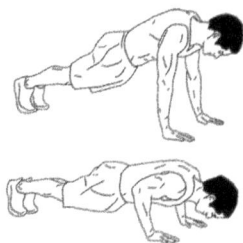

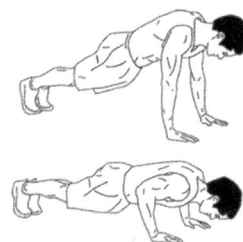

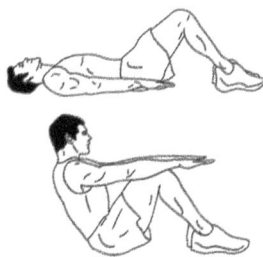

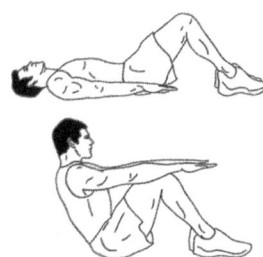

5 приседаний

10 высоких подъемов колена

5 приседаний

10 высоких подъемов колена

5 отжиманий

10 высоких подъемов колена

5 отжиманий

10 высоких подъемов колена

5 подъемов корпуса

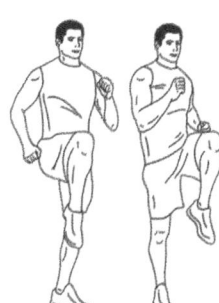

10 высоких подъемов колена

5 подъемов корпуса

ЧАСТЬ 2

Приводящие мышцы, нижний отдел спины и поясничная мышца относятся к тем частям тела, которые часто игнорируются при растяжке. Тогда на помощь приходит тренировка *Часть 2* с программой упражнений, которые помогут вам добиться гибкости в этих критических областях. То, насколько вы податливы, влияет не только на степень свободы движений тела, но и на осанку, выносливость, силу кора и общее здоровье поясничного отдела. Сделайте эту тренировку регулярной и многие из самых распространенных жалоб на боли в пояснице и суставах уйдут в прошлое.

ЦЕЛЬ: РАСТЯЖКА

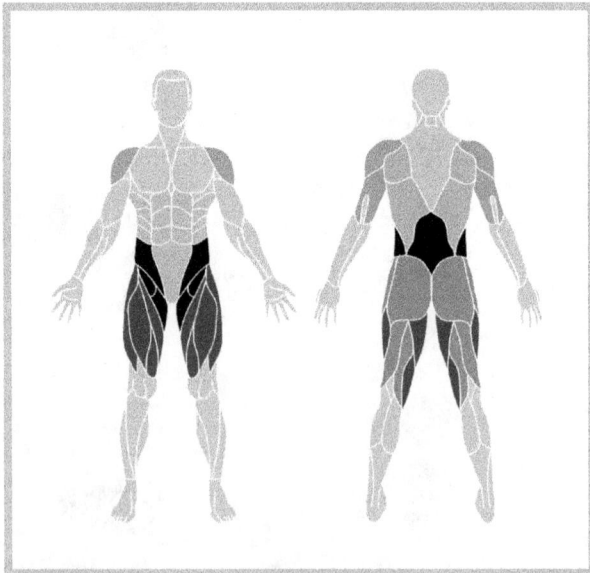

ЧАСТЬ 2

РАСТЯЖКА-ЗАМИНКА ОТ DAREBEE © darebee.com

30 секунд = 15 секунд каждая сторона / нога

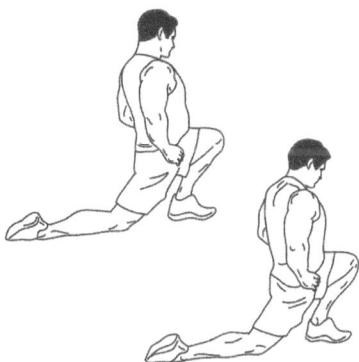

1. растяжка в глубоком выпаде

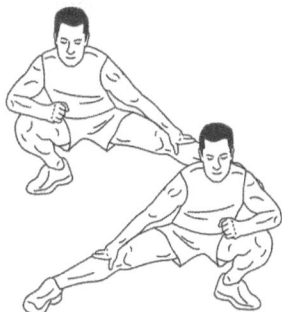

2. выпады из стороны в сторону

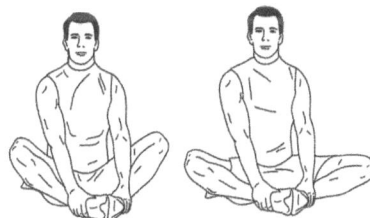

3. "бабочка"

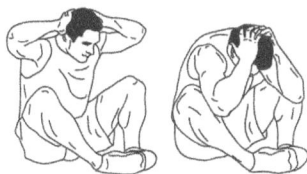

4. растяжка спины

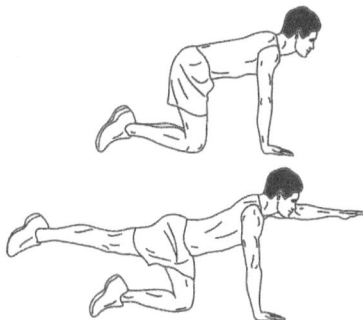

5. одновременное вытягивание руки и ноги

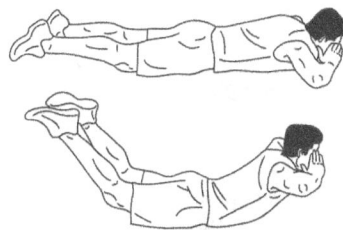

6. "лодочка"

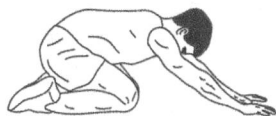

7. растяжка

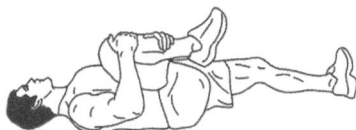

8. растяжка

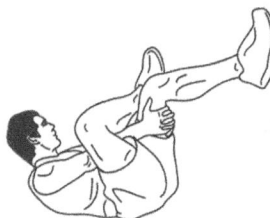

9. растяжка

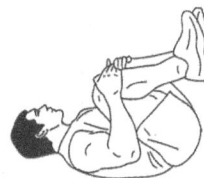

10. растяжка

79 ПЛАН Б

Тренировка по *Плану Б* подходит тогда, когда нет плана А. Это «мягкая» тренировка. Она не будет доводить вас до предела, вы не будете вынуждены ругаться себе под нос, и на следующий день даже не будет сильной боли в мышцах, но все равно вы получите приличную тренировку, что определенно лучше, чем ничего.

ЦЕЛЬ: СИЛА & ТОНУС

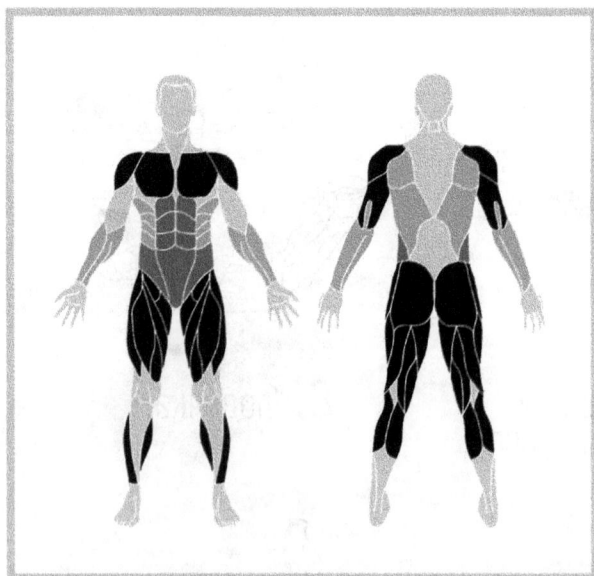

ПЛАН Б

ТРЕНИРОВКА ОТ DAREBEE © darebee.com

УРОВЕНЬ I 3 подхода УРОВЕНЬ II 5 подходов УРОВЕНЬ III 7 подходов ОТДЫХ до 2 мин

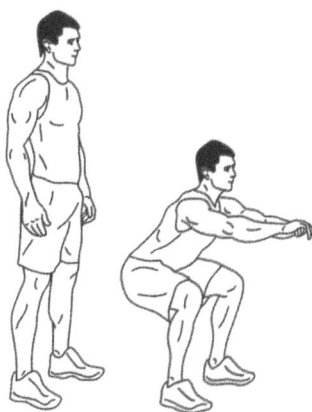

20 приседаний

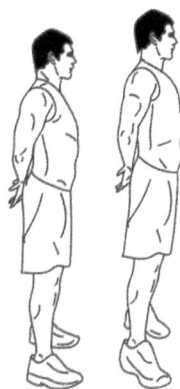

20 подъемов на носки

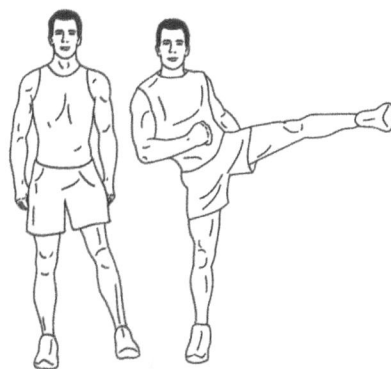

20 подъемов ноги в сторону

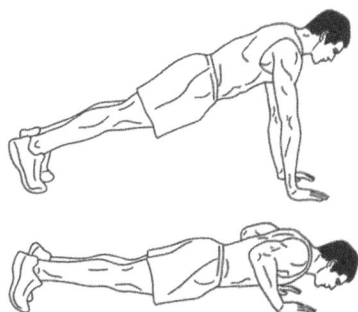

10 отжиманий

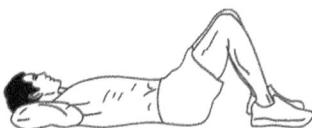

10 скручиваний

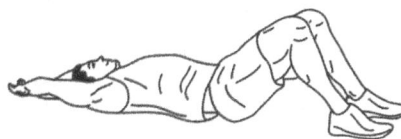

10 подъемов таза

РЕЖИМ МОЩНОСТИ

Это тренировка, которая нацелена на развитие силы, она выполняется осознанно и целенаправленно, особое внимание здесь нужно уделить технике выполнения. Вы не запыхаетесь, но будете трудиться усердно и в поте лица.

ЦЕЛЬ: СИЛА & ТОНУС

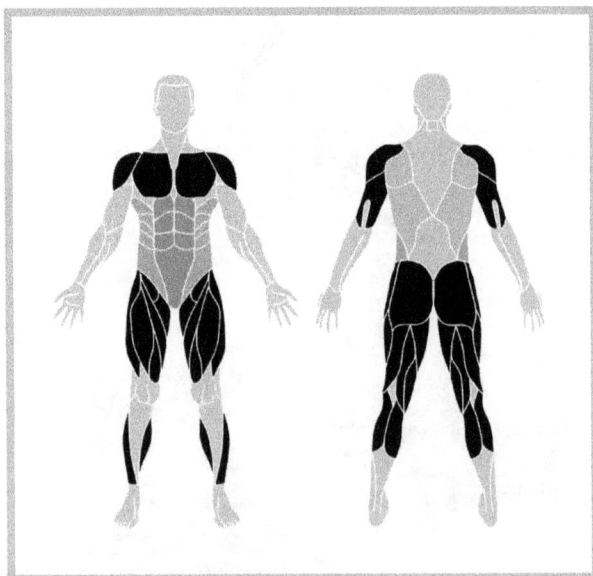

РЕЖИМ
МОЩНОСТИ

ТРЕНИРОВКА ОТ DAREBEE © darebee.com

УРОВЕНЬ I 3 подхода **УРОВЕНЬ II** 5 подходов **УРОВЕНЬ III** 7 подходов **ОТДЫХ** до 2 мин

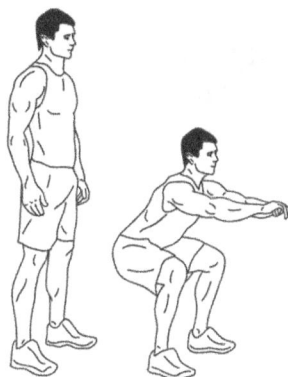

20 приседаний

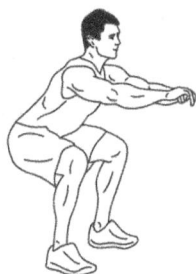

считая до 20 удержание

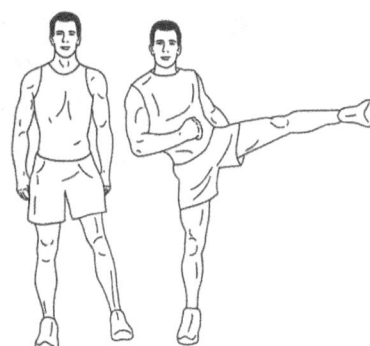

20 подъемов ноги в сторону

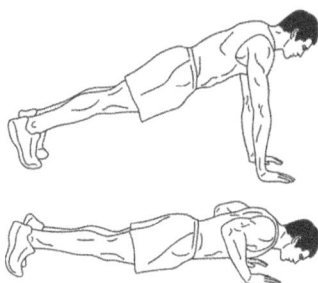

10 отжиманий

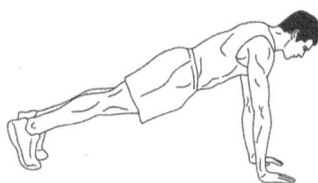

считая до 10 планка

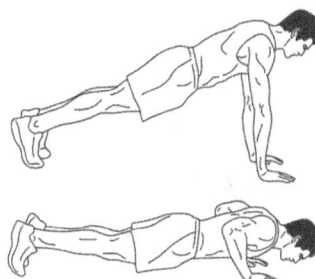

10 отжиманий

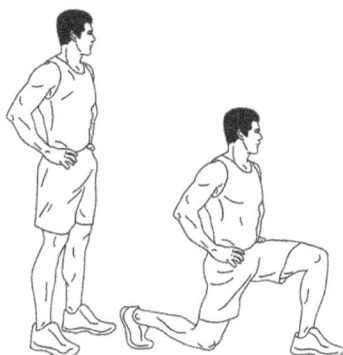

20 выпадов

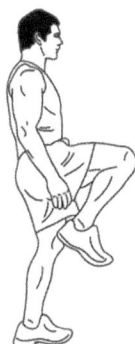

считая до 20 удержание равновесия

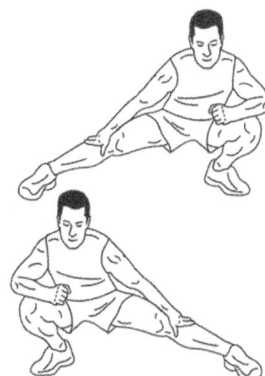

20 выпадов из стороны в сторону

81 ВКЛЮЧИ СКОРОСТЬ

В тренировке *Включи Скорость* используются два, казалось бы, простых упражнения, которые помогут вам повысить производительность как с точки зрения выносливости, так и силы. Несмотря на кажущийся ограниченный набор упражнений, тренировка нацелена на все основные группы мышц и доводит ваш VO2 Max до предела, поскольку она повышает температуру тела и приводит вас в зону потоотделения уже в первом подходе.

ЦЕЛЬ: СЖИГАНИЕ ЖИРА

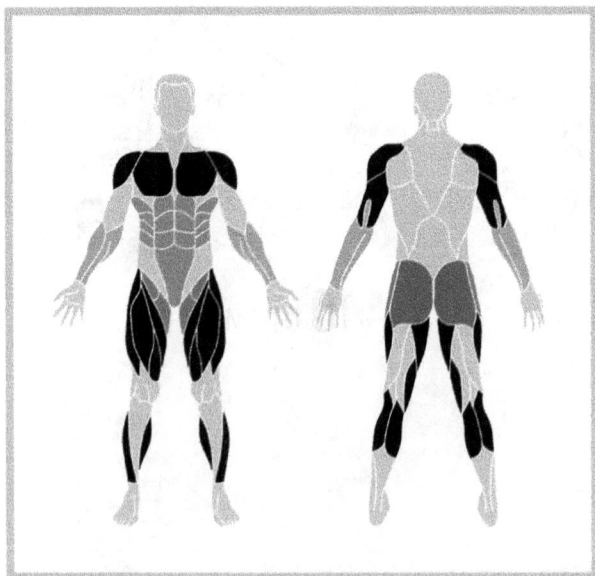

ВКЛЮЧИ СКОРОСТЬ

ТРЕНИРОВКА ОТ DAREBEE © darebee.com

УРОВЕНЬ I 3 подхода **УРОВЕНЬ II** 5 подходов **УРОВЕНЬ III** 7 подходов **ОТДЫХ** до 2 мин

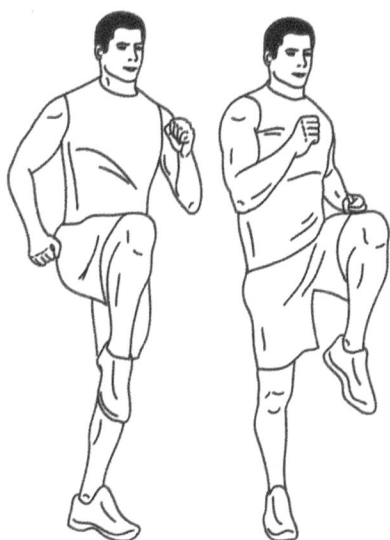

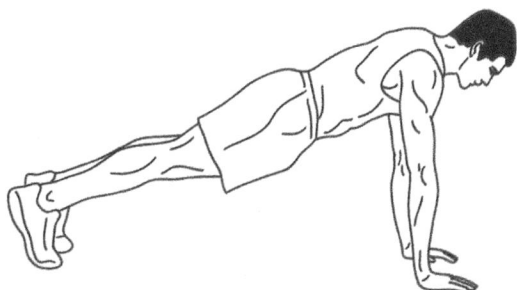

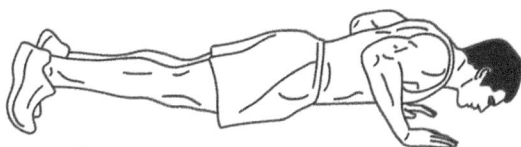

20 высоких подъемов колена

2 отжимания

20 высоких подъемов колена

2 отжимания

20 высоких подъемов колена

2 отжимания

20 высоких подъемов колена

2 отжимания

20 высоких подъемов колена

2 отжимания

20 высоких подъемов колена

2 отжимания

финиш

ПОСТСКРИПТУМ

Постскриптум — это заминка, которую вы выполняете в конце каждой тренировки. Разработанная, чтобы помочь растянуть мышцы и укрепить некоторые сухожилия, она также обеспечивает целенаправленную работу с тонусом мышц нижней части тела. Сделайте этот комплекс регулярным и вы будете удивлены тем, как это изменит вашу манеру двигаться.

ЦЕЛЬ: РАСТЯЖКА

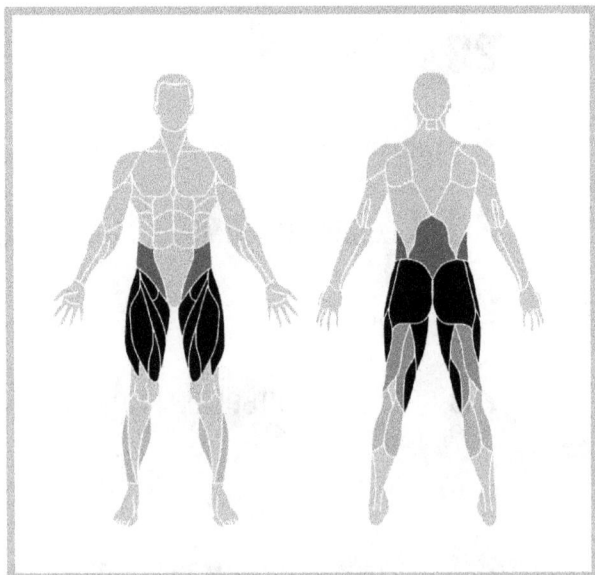

ПОСТСКРИПТУМ

ЗАМИНКА ОТ DAREBEE © darebee.com

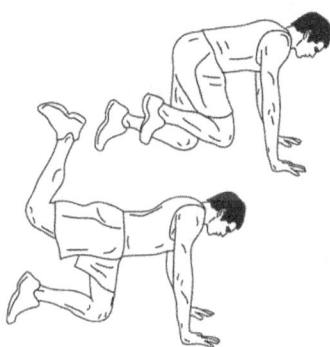

40 движений ногой вверх

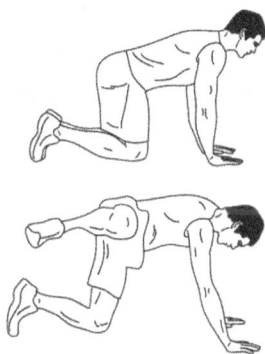

40 движений ногой в сторону

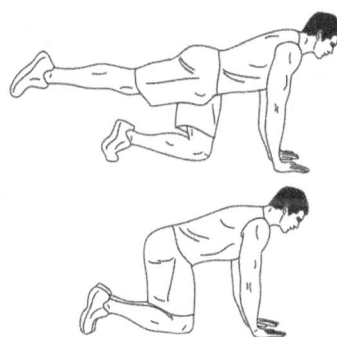

40 отведений прямой ноги назад

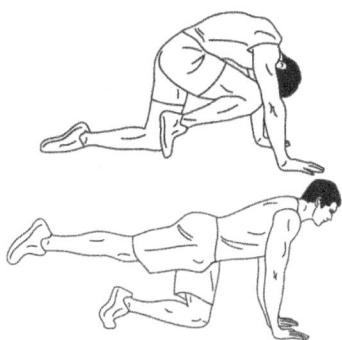

40 движений ногой "вперед-назад"

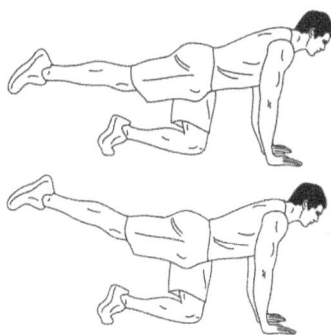

40 махов прямой ногой

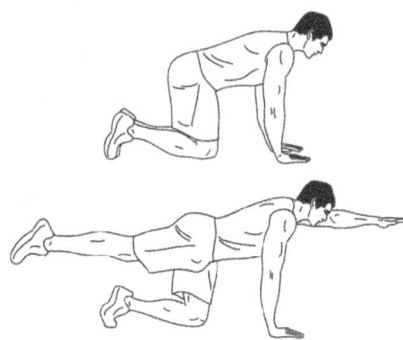

40 одновременных подъемов руки и ноги

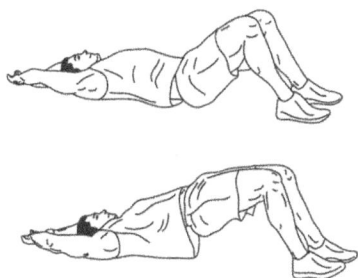

10 подъемов таза

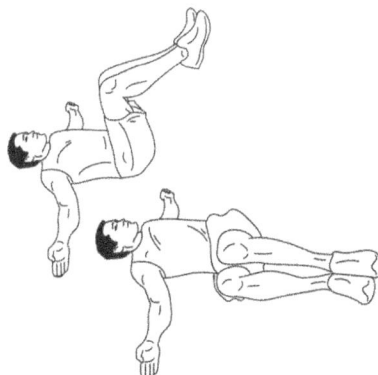

10 скручиваний в сторону

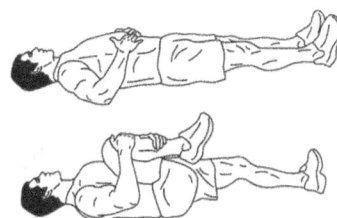

10 подтягиваний колена к груди

83 КУЛАЧНЫЙ БОЙ

Чтобы развить устойчивую ударную мощь, нужны сила, скорость и выносливость. Тренировка *Кулачный Бой* — это тренировка для верхней части тела, но на самом деле, она задействует практически все мышцы тела. Этот комплекс упражнений поможет вам развить именно ту силу, которая вам нужна для улучшения ваших бойцовских навыков.

ЦЕЛЬ: СИЛА & ТОНУС

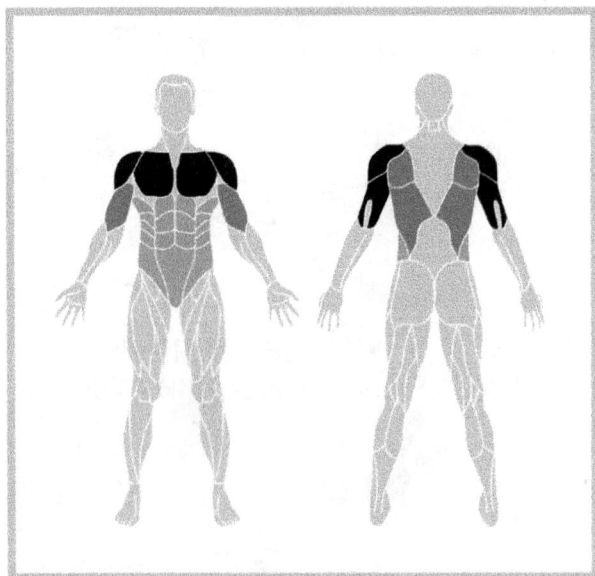

КУЛАЧНЫЙ БОЙ

ТРЕНИРОВКА ОТ DAREBEE © darebee.com

УРОВЕНЬ I 3 подхода **УРОВЕНЬ II** 5 подходов **УРОВЕНЬ III** 7 подходов **ОТДЫХ** до 2 мин

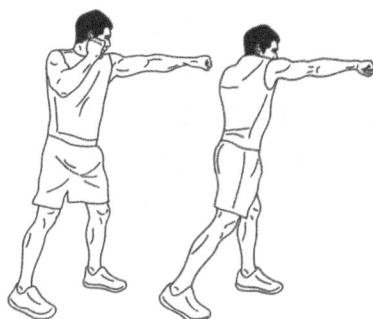

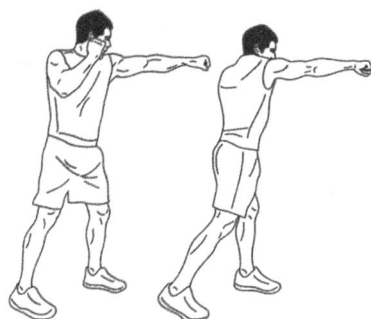

20 прямых ударов

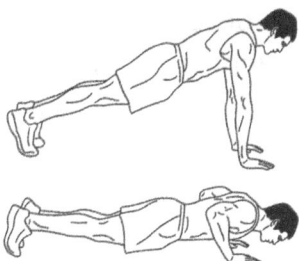

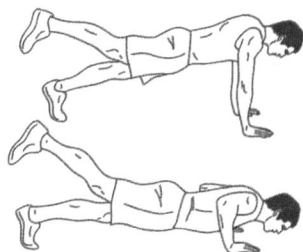

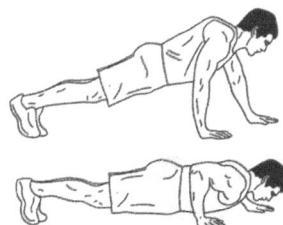

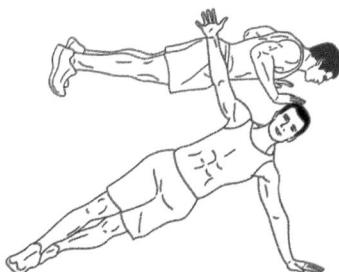

6 отжиманий

20 прямых ударов

6 отжиманий с поднятой ногой

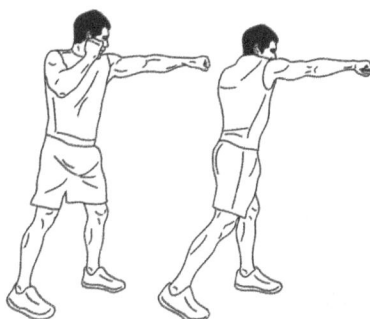

20 прямых ударов

6 отжиманий со смещенной постановкой рук

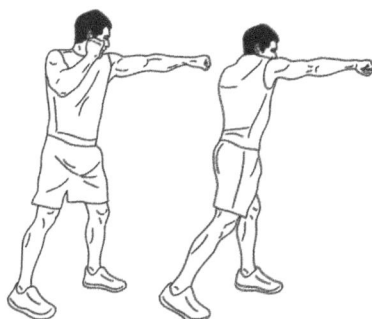

20 прямых ударов

6 отжимание + поворот корпуса

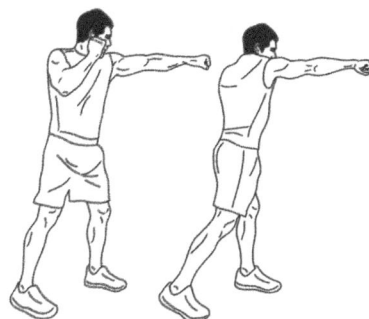

20 прямых ударов

УПАЛ, ОТЖАЛСЯ!

Отжимания — отличный способ использовать вес тела для тренировки мышц. Это упражнение имеет множество вариаций и способно проработать все основные группы мышц пресса, а также верхнюю часть тела, причем мы в буквальном смысле чувствуем вес всего тела на своих руках. Тренировка *Упал, Отжался!* подвергает ваши руки испытанию, заставляя ваше тело работать в разных положениях с различной нагрузкой. Ваши руки могут немного «стонать» в процессе, но в конечном итоге они точно скажут вам спасибо!

ЦЕЛЬ: СИЛА & ТОНУС

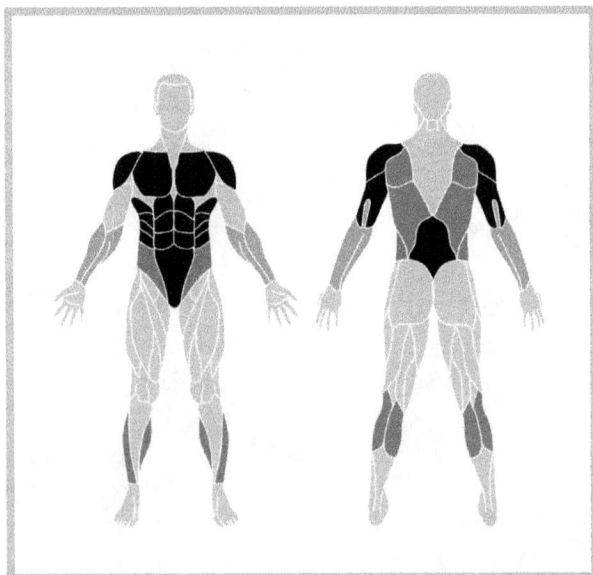

УПАЛ, ОТЖАЛСЯ!

ТРЕНИРОВКА ОТ DAREBEE
© darebee.com

УРОВЕНЬ I 3 подхода
УРОВЕНЬ II 4 подхода
УРОВЕНЬ III 5 подходов
ОТДЫХ 2 минуты

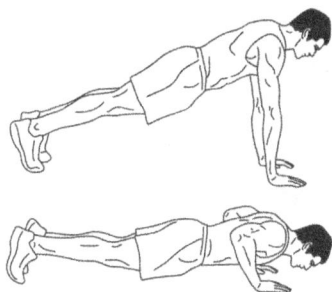

6 классических отжиманий

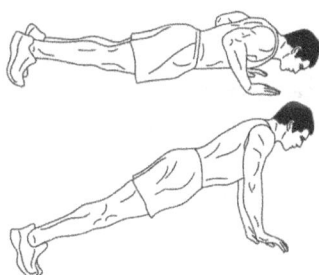

6 взрывных отжиманий

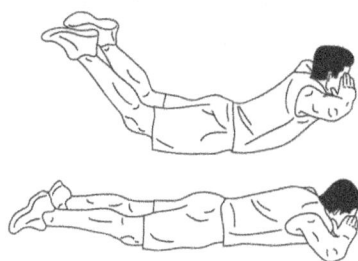

4 растяжки спины

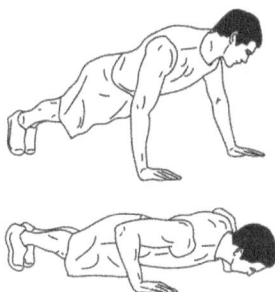

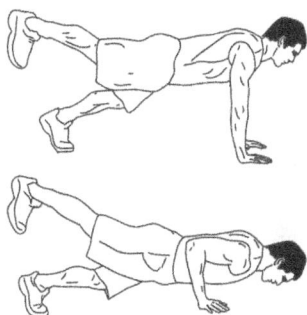

6 отжиманий с широкой постановкой рук

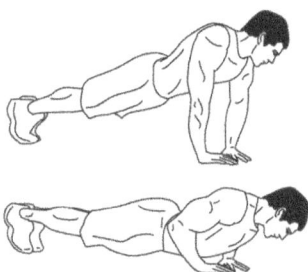

6 отжиманий с узкой постановкой рук

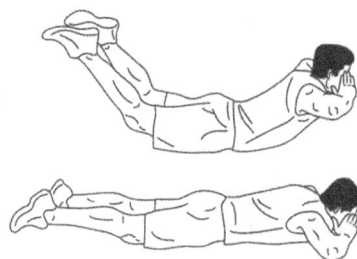

4 растяжки спины

6 отжиманий с поднятой ногой

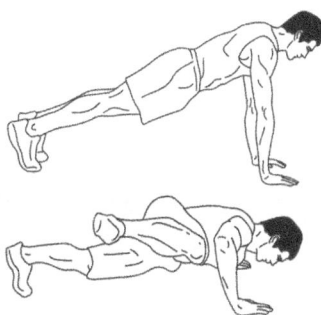

6 отжиманий с согнутой ногой

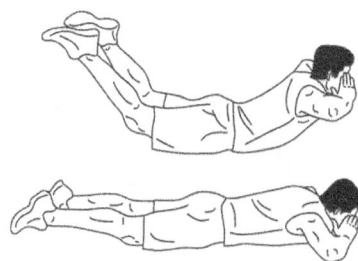

4 растяжки спины

РАГНАРОК

Рагнарок — это силовая тренировка, которая заставляет тело совершать размеренные, глубокие движения, медленно, но стабильно нагружая мышцы, чтобы они начали чувствовать необходимость адаптироваться. Это тренировка, которая выглядит обманчиво легкой. Некоторое внимание уделяется кору, а также четырем группам мышц живота и всей нижней части тела. Хитрость здесь в том, чтобы замедлить процесс, а не ускорить его (в том числе и при ударах ногой в сторону), а именно это и влияет на фактор усталости в целом.

ЦЕЛЬ: СИЛА & ТОНУС

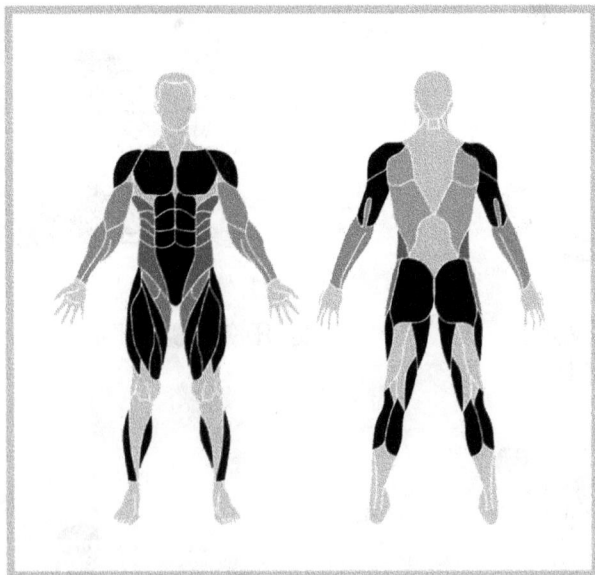

Рагнарок

ТРЕНИРОВКА ОТ DAREBEE © darebee.com

Уровень I 3 подхода **Уровень II** 5 подходов **Уровень III** 7 подходов **Отдых** до 2 мин

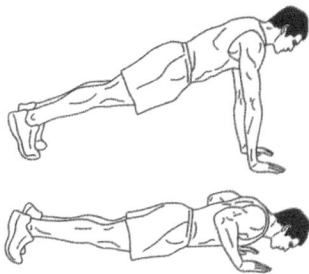

20 отжиманий

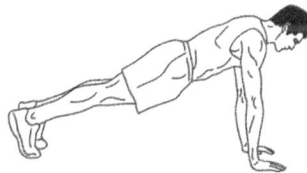

считая до 20 удержание

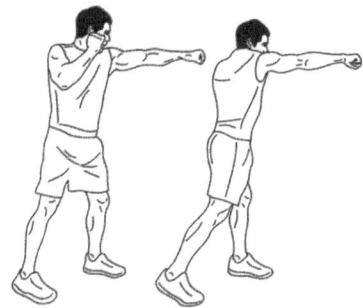

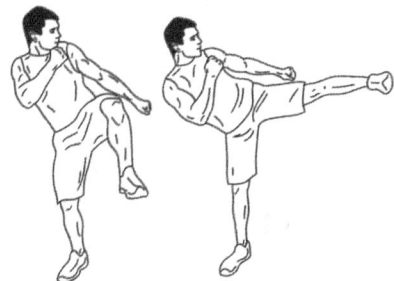

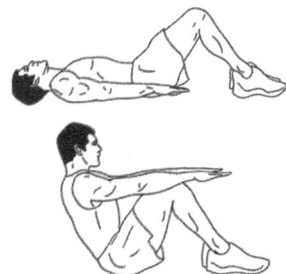

20 джеб + кросс

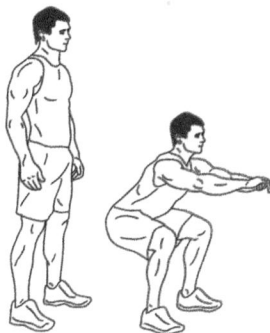

20 приседаний

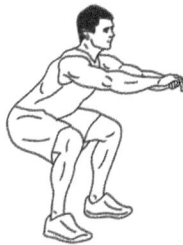

считая до 20 удержание

20 боковых ударов

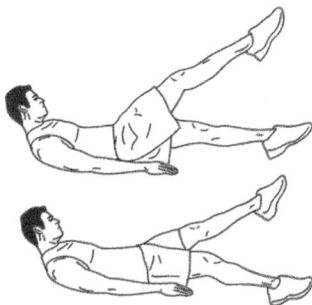

20 махов ногами

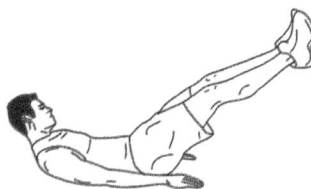

считая до 20 удержание

20 подъемов корпуса

86 ПЕРЕЗАГРУЗКА

Перезагрузите свое тело, разум и дух с помощью тренировки *Перезагрузка*. Чередующиеся сегменты быстрого / медленного темпа работают с мышцами как изотонически, так и изометрически, заставляя тело трудиться, даже когда оно должно отдыхать. Пройдите эту тренировку до конца и ощутите полученный эффект.

ЦЕЛЬ: СЖИГАНИЕ ЖИРА

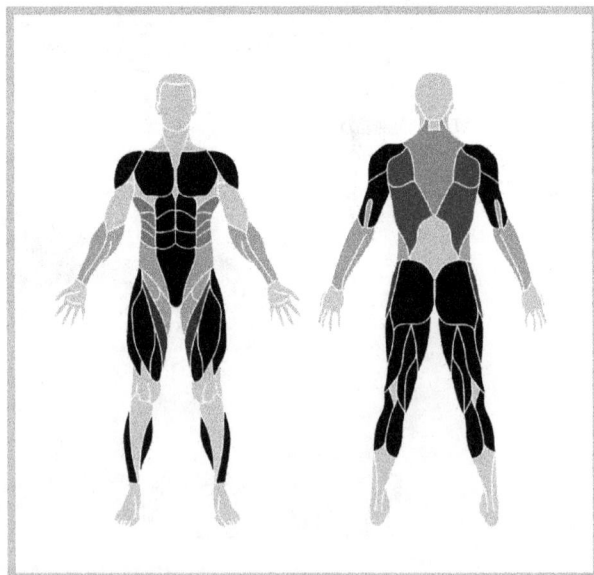

ПЕРЕЗАГРУЗКА

ТРЕНИРОВКА ОТ DAREBEE © darebee.com

УРОВЕНЬ I 3 подхода **УРОВЕНЬ II** 5 подходов **УРОВЕНЬ III** 7 подходов **ОТДЫХ** до 2 мин

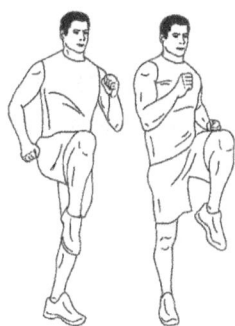

10 высоких подъемов колена

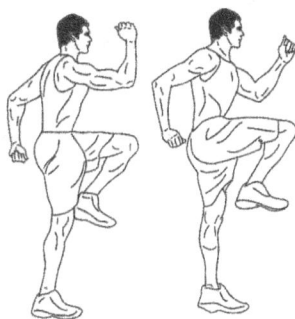

10 высоких шагов

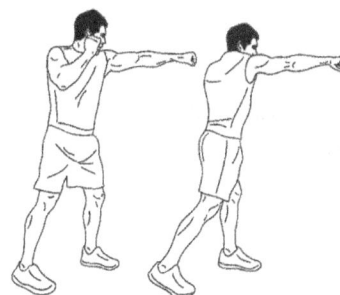

20 прямых ударов

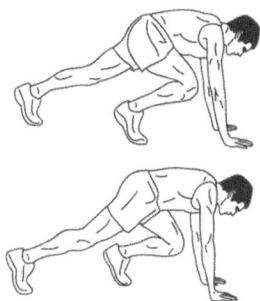

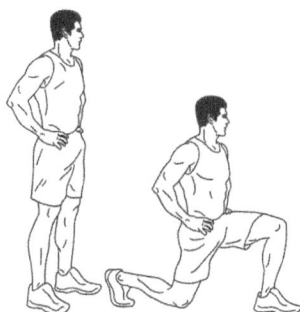

10 "скалолазов"

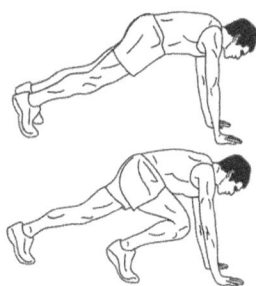

10 медленных "скалолазов"

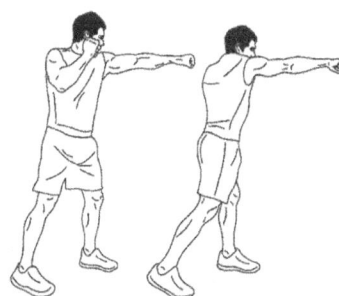

20 прямых ударов

10 выпадов

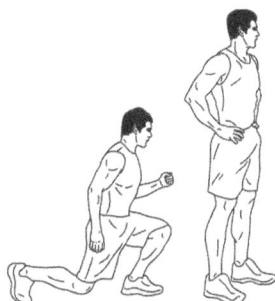

10 обратных выпадов

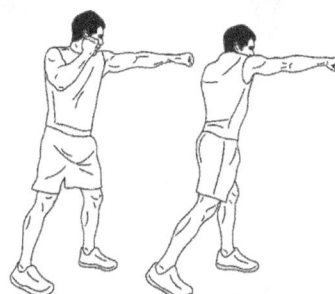

20 прямых ударов

87 РАЗВЕДКОРПУС

Чтобы быть разведчиком, нужно быть легким, сильным, ловким и быстрым. Вам нужна большая сила кора и пресс, и некая сила нижней части тела, которую тренировка *Разведкорпус* поможет вам развить. Это тренировка на силу и выносливость, но это не значит, что вы не вспотеете. Просто нужно немного больше времени, чтобы довести мышцы до кипения. По возможности уменьшите отдых между подходами и заставьте ваши мышцы работать усердно, даже если вы устали.

ЦЕЛЬ: СИЛА & ТОНУС

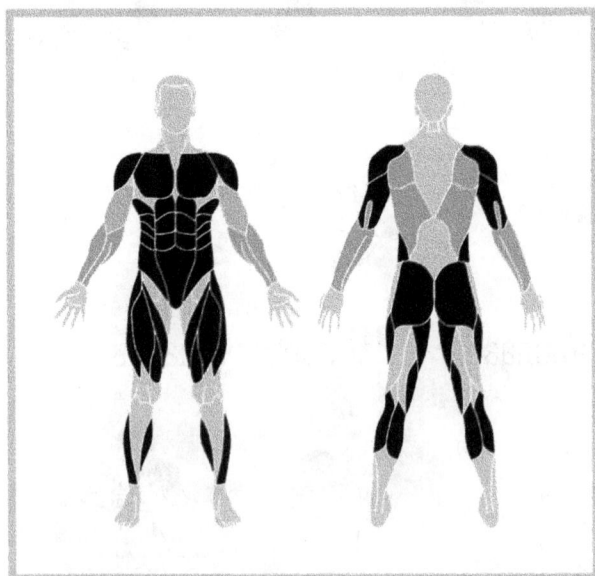

РАЗВЕД КОРПУС

ТРЕНИРОВКА ОТ DAREBEE
© darebee.com
УРОВЕНЬ I 3 подхода
УРОВЕНЬ II 5 подходов
УРОВЕНЬ III 7 подходов
ОТДЫХ до 2 минут

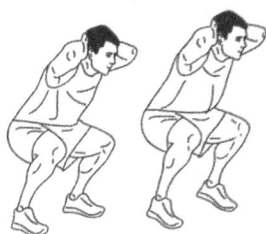

10 прыжков в приседе

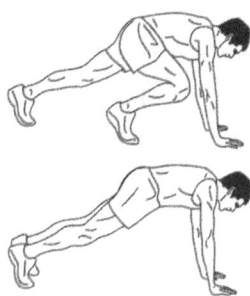

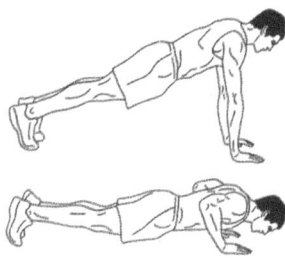

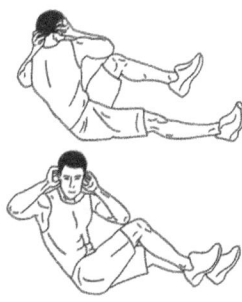

10 медленных "скалолазов"

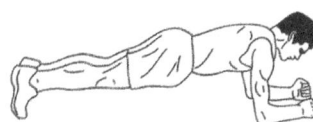

считая до 20 планка на локтях

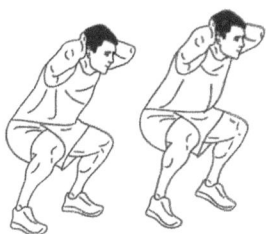

10 прыжков в приседе

10 отжиманий

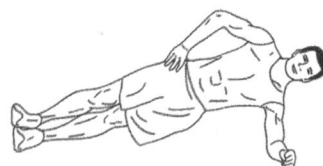

считая до 20 боковая планка

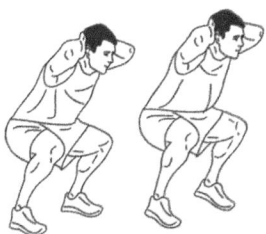

10 прыжков в приседе

10 скручиваний "колено-к-локтю"

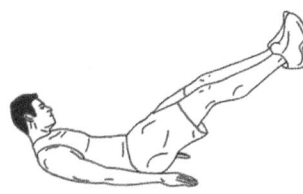

считая до 20 удержание поднятых ног

88 РЕКРУТ

Рекрут — это тренировка, которая активирует каждую мышцу вашего тела. Акцент здесь делается на технике выполнения, а не на скорости. Например, не нужно торопиться при выполнении приседаний, вам нужно приседать и подниматься, выполняя медленные, плавные, контролируемые движения. Эта тренировка не заставит вас дышать глубоко, но ваши мышцы определенно почувствуют полученную нагрузку, когда вы закончите.

ЦЕЛЬ: СИЛА & ТОНУС

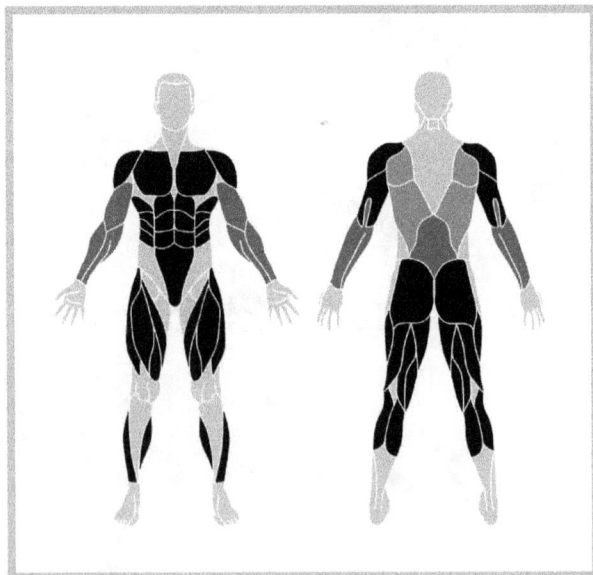

РЕКРУТ

ТРЕНИРОВКА ОТ DAREBEE © darebee.com

УРОВЕНЬ I 3 подхода **УРОВЕНЬ II** 5 подходов **УРОВЕНЬ III** 7 подходов **ОТДЫХ** до 2 мин

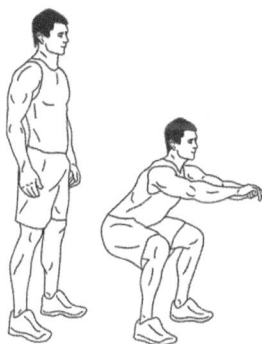

20 приседаний

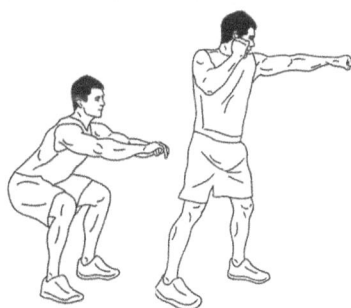

20 приседание + джеб

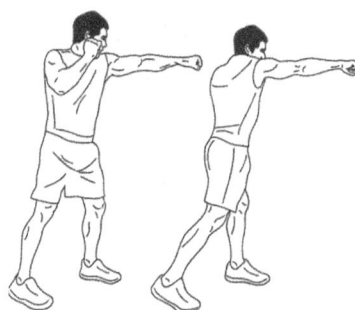

20 джеб + кросс

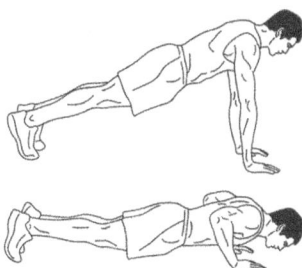

4 отжимания

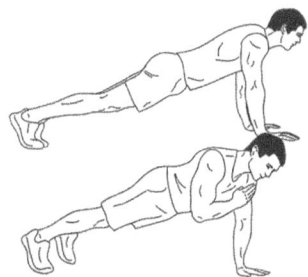

20 касаний плеча

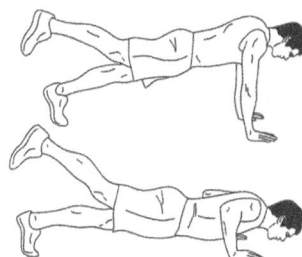

4 отжимания
с поднятой ногой

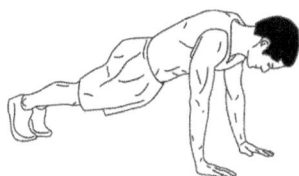

считая до 20 планка

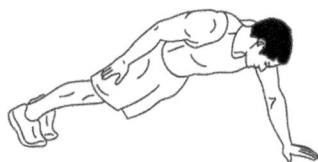

считая до 20 планка
на одной руке

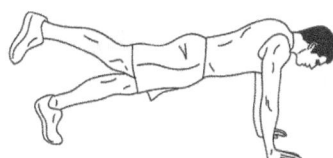

считая до 20 планка
с поднятой ногой

ПЕКЛО

Пекло — это тренировка для всего тела с интенсивным жиросжиганием, при которой чередуется нагрузка на мышцы и легкие. Очевидно, что любая мышечная активность требует хорошей производительности VO2 Max. Более крупные группы мышц нуждаются в большем количестве кислорода для функционирования, в то время как более мелкие помогают поддерживать знакомое ощущение восстановления «на лету», которое приходит с упражнениями с высокой нагрузкой.

ЦЕЛЬ: СЖИГАНИЕ ЖИРА

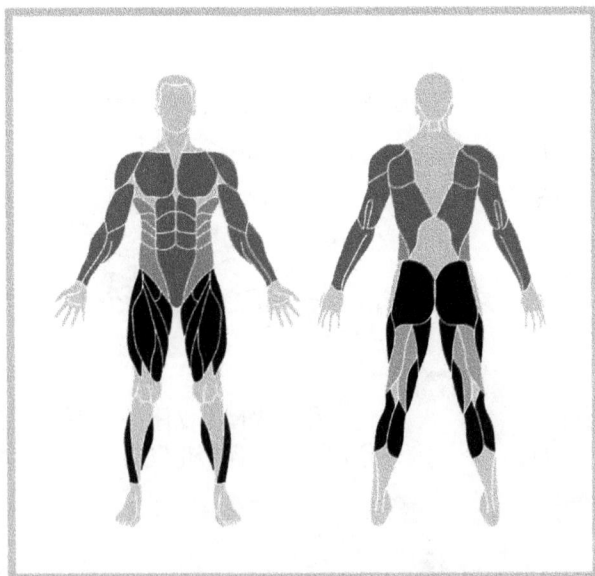

ПЕКЛО

KАРДИО ТРЕНИРОВКА ОТ DAREBEE © darebee.com

УРОВЕНЬ I 3 подхода **УРОВЕНЬ II** 5 подходов **УРОВЕНЬ III** 7 подходов **ОТДЫХ** до 2 мин

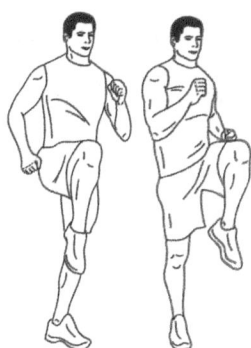

20 высоких подъемов колена

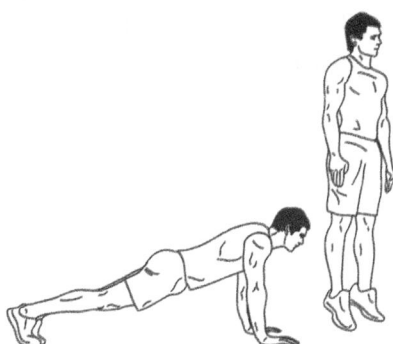

10 базовых бёрпи с прыжком

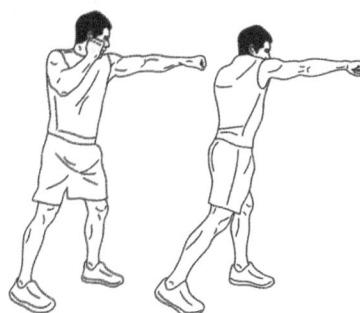

20 прямых ударов

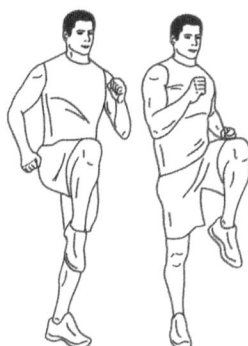

20 высоких подъемов колена

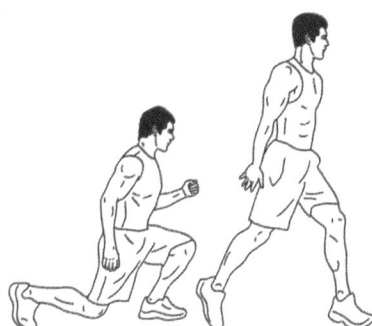

10 выпадов с прыжком

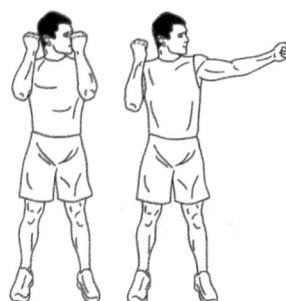

20 ударов в сторону

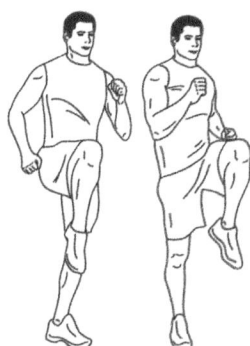

20 высоких подъемов колена

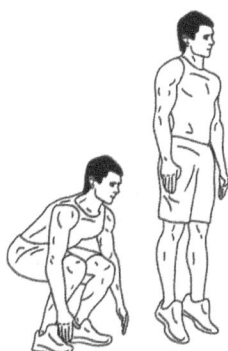

10 приседаний с прыжком

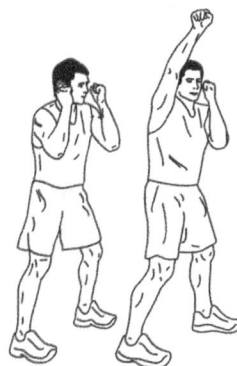

20 ударов вверх

90 СКУЛЬПТОР

Формируйте свое тело, увеличьте скорость и поднимите свои аэробные показатели на новый уровень с помощью тренировки *Скульптор*. Она объединяет
все это, и плюс к тому, медленные упражнения в конце каждой комбинации
заставят вас задействовать мышцы в полном диапазоне.

ЦЕЛЬ: СИЛА & ТОНУС

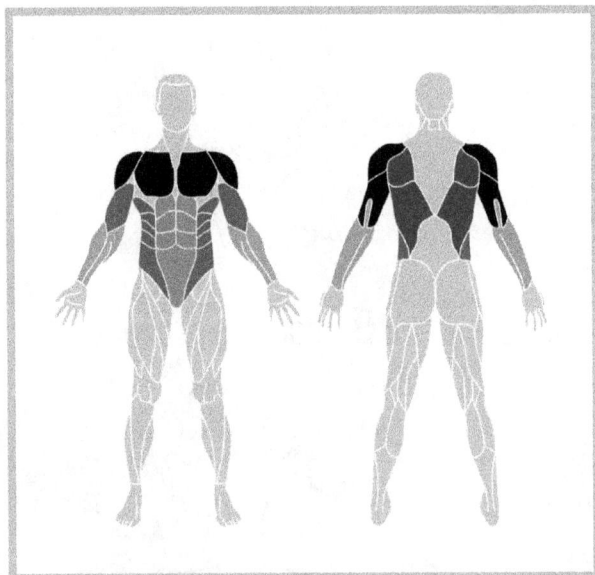

СКУЛЬПТОР

ТРЕНИРОВКА ОТ DAREBEE ДЛЯ РУК, ГРУДИ И СПИНЫ
© darebee.com

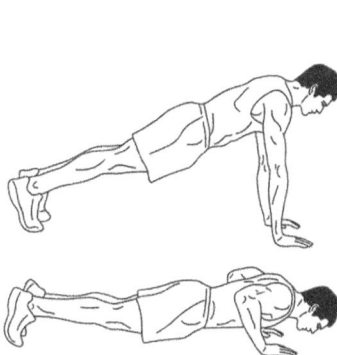

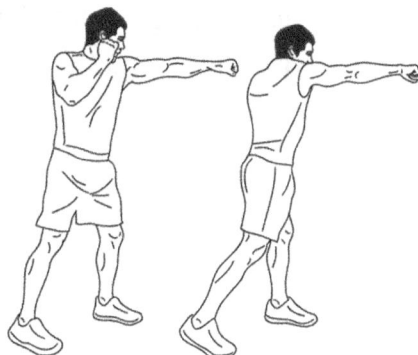

10 отжиманий
40 прямых ударов
10 отжиманий
40 прямых ударов
10 отжиманий
40 прямых ударов
1 минута отдыха

делайте максимально быстро без остановки

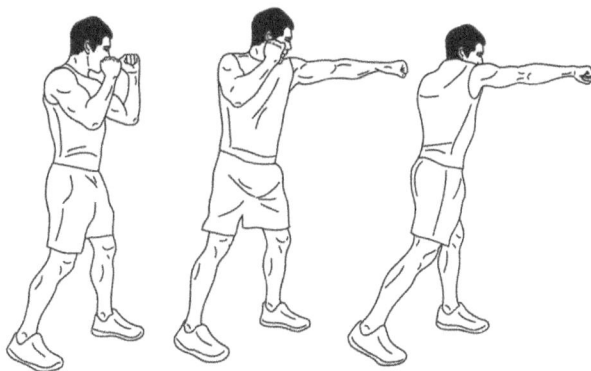

1 минута прямые удары
1 минута отдыха
1 минута прямые удары
1 минута отдыха

100 повторений с каждой стороны

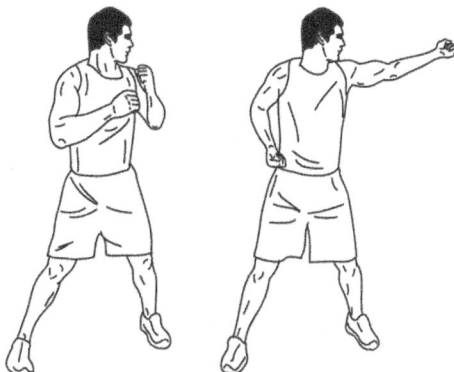

200
ударов в сторону
Сделано!

91 ЧАСОВОЙ

Часовой — это тренировка на общую силу IV уровня. Она разработана, чтобы быстро подтолкнуть вас к зоне потоотделения, а затем, при переходе от одного упражнения к другому, удерживать в ней, прорабатывая все основные группы мышц. Эта тренировка увеличивает силу, стабильность и повышает чувство власти над телом.

ЦЕЛЬ: СИЛА & ТОНУС

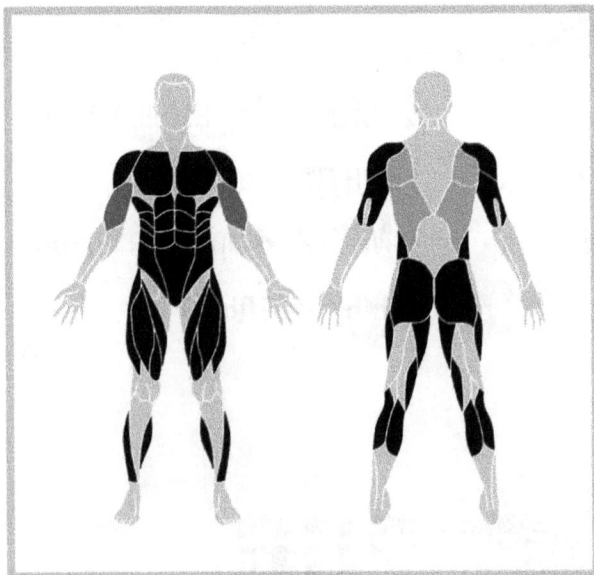

ЧАСОВОЙ

ТРЕНИРОВКА ОТ DAREBEE © darebee.com

УРОВЕНЬ I 3 подхода **УРОВЕНЬ II** 5 подходов **УРОВЕНЬ III** 7 подходов **ОТДЫХ** до 2 мин

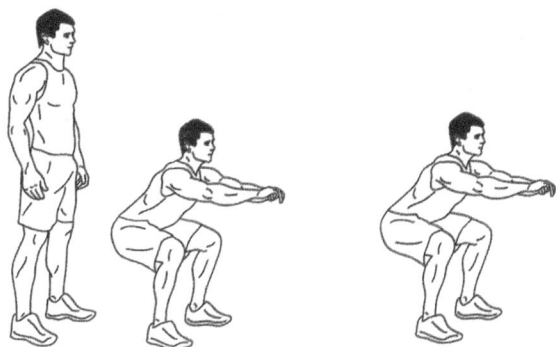

10 приседаний + **СЧИТАЯ ДО 10** удержание

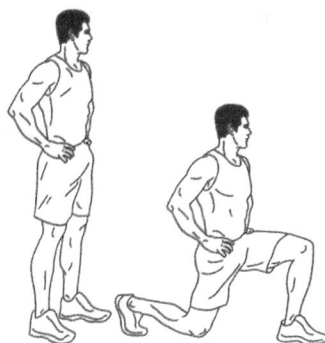

20 выпадов

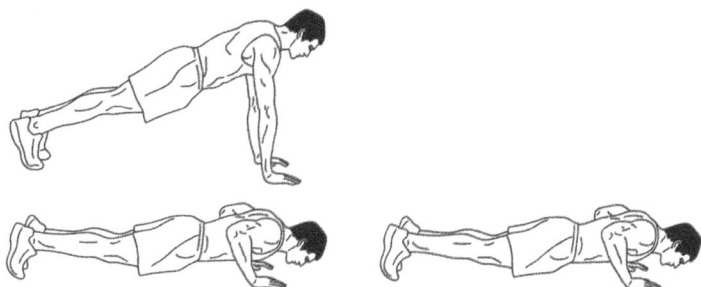

5 отжиманий + **СЧИТАЯ ДО 5** удержание

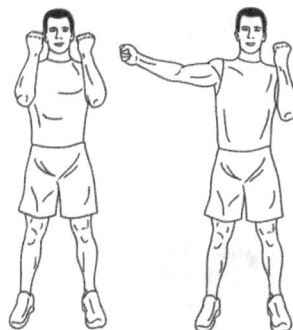

20 ударов из стороны в сторону

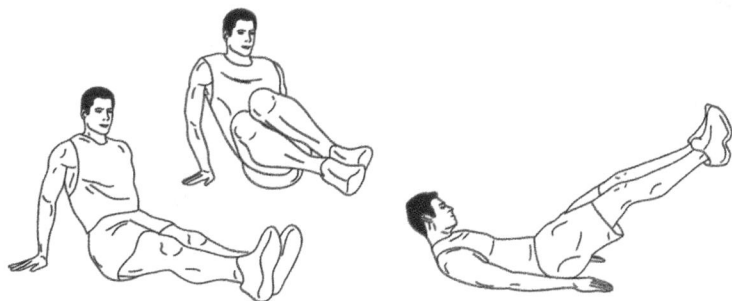

10 скручиваний + **СЧИТАЯ ДО 10** удержание "твист коленями"

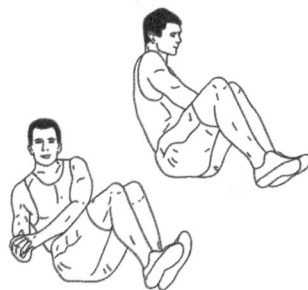

20 поворотов торса "русский твист"

СНАЙПЕР

Снайпер, как следует из названия, — это не тренировка, которую вы делаете по прихоти. Это тренировка IV уровня, которая призвана раздвинуть границы вашей производительности. Приготовьтесь стать сильнее и выносливее!

ЦЕЛЬ: СИЛА & ТОНУС

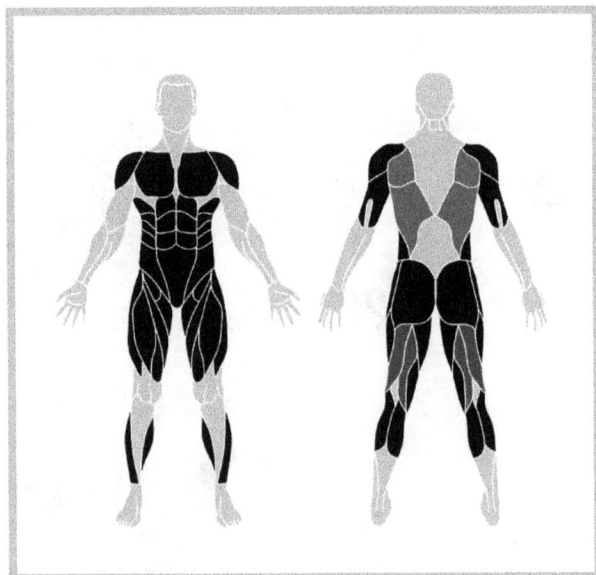

СНАЙПЕР

ТРЕНИРОВКА ОТ DAREBEE © darebee.com

УРОВЕНЬ I 3 подхода **УРОВЕНЬ II** 5 подходов **УРОВЕНЬ III** 7 подходов **ОТДЫХ** до 2 мин

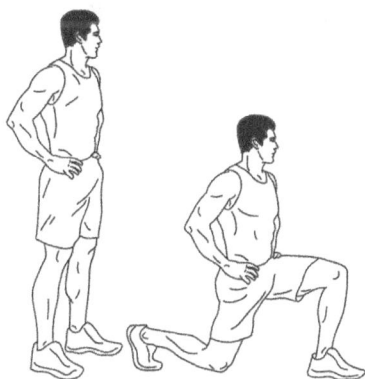

20 выпадов

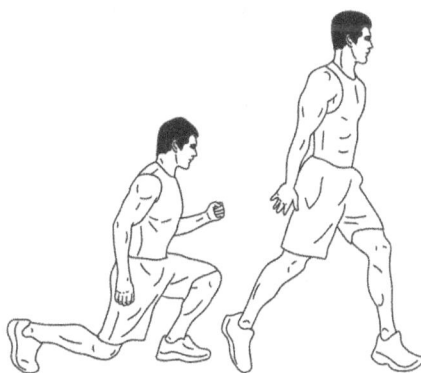

20 выпадов с прыжком

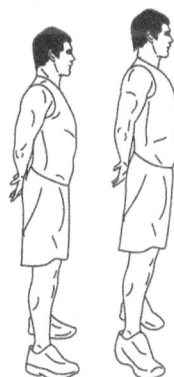

20 подъемов на носки

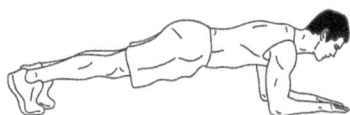

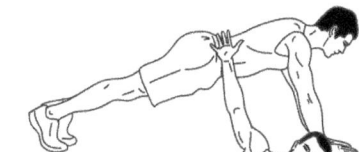

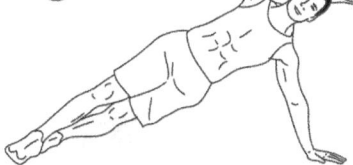

20 динамических планок с разворотом

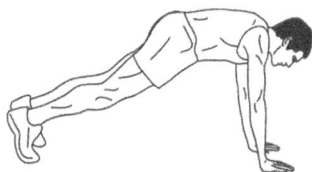

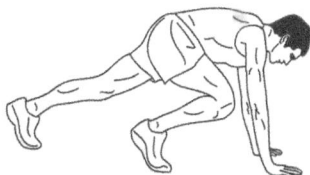

20 "скалолазов"

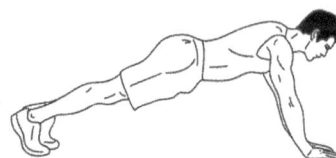

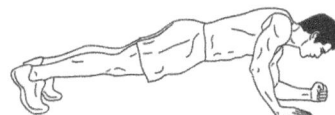

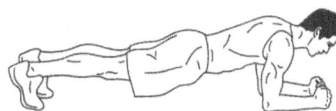

20 планок с переходом из нижнего в верхнее положение

93 СПЛИТ

«Выполнить шпагат» у многих стоит с списке дел, которые они должны успеть сделать в своей жизни. Вы можете научиться делать это постепенно, шаг за шагом, с помощью тренировки *Сплит*. Обязательно контролируйте технику выполнения и следуйте рекомендациям. Делайте эти упражнения регулярно.

Совет: если вы выполняете этот комплекс после тренировки (когда вы уже разогрелись), вы можете отказаться от прыжков и сразу перейти к подъемам ног в сторону.

ЦЕЛЬ: РАСТЯЖКА

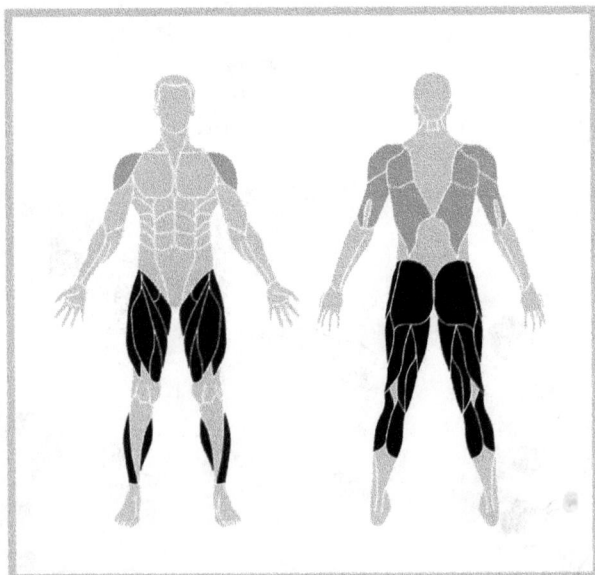

СПЛИТ

ТРЕНИРОВКА ОТ DAREBEE © darebee.com

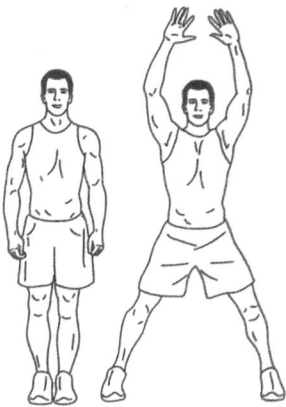

40 прыжков
1 минута отдыха
40 прыжков
1 минута отдыха
40 прыжков
1 минута отдыха

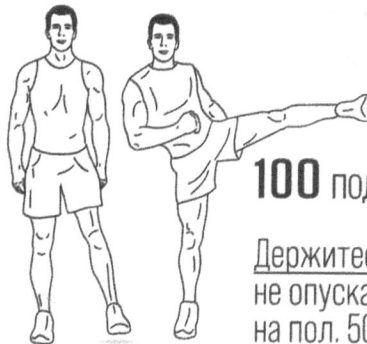

100 подъемов ноги

Держитесь за что-нибудь, но не опускайте активную ногу на пол. 50 подъемов каждая.

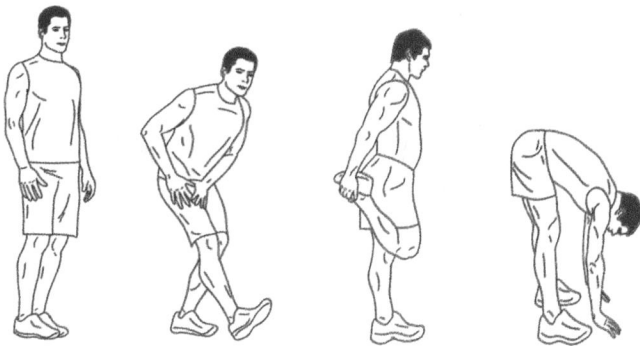

10 секунд каждое упражнение; поменяйте ногу и повторите всю серию снова

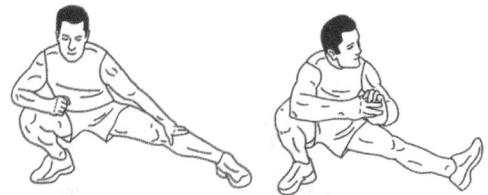

10 глубоких выпадов из стороны в сторону
10 глубоких выпадов из стороны в сторону
(носок вверх)

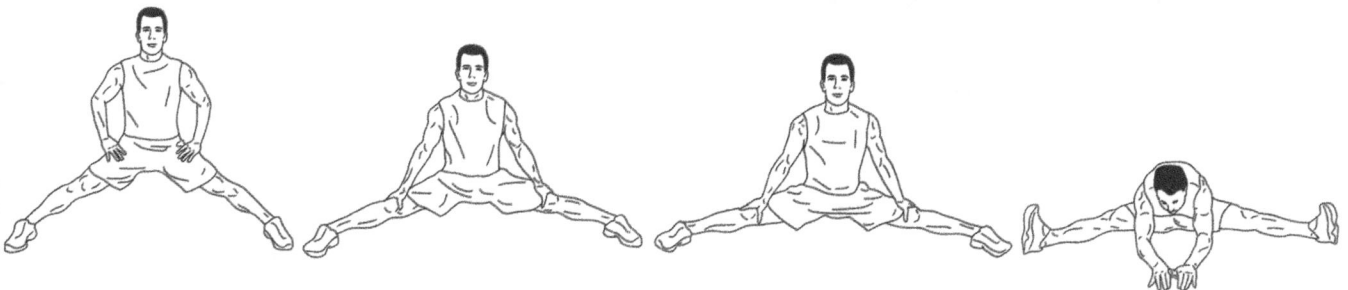

2 минуты поперечный шпагат - опускайтесь как можно ниже, затем сядьте и наклонитесь вперед. Каждый раз, выполняя эту тренировку, старайтесь опускаться в шпагате ниже .

ОТПРАВНАЯ ТОЧКА

Отправная Точка помогает прорабатывать квадрицепсы, икры, ягодицы, нижние сухожилия и пресс, а также усердно работает над улучшением состояния фасции. Все это является основой для формирования пружинящих движений, большей выносливости, улучшенного атлетизма и того мышечного контроля, который полностью меняет вас.

ЦЕЛЬ: СИЛА & ТОНУС

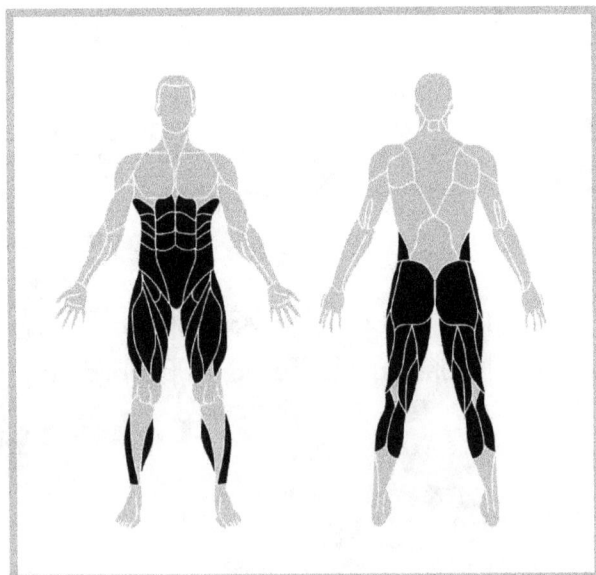

ОТПРАВНАЯ ТОЧКА.

ТРЕНИРОВКА ОТ DAREBEE © darebee.com

УРОВЕНЬ I 3 подхода **УРОВЕНЬ II** 5 подходов **УРОВЕНЬ III** 7 подходов **ОТДЫХ** 2 минуты

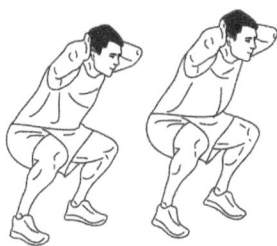

10 прыжков в приседе

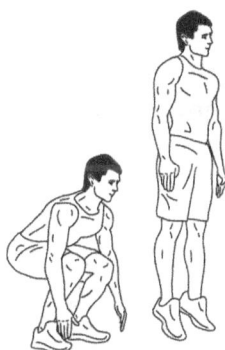

10 приседаний с прыжком

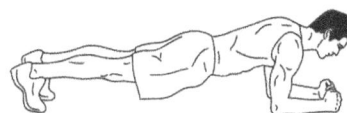

30сек планка на локтях

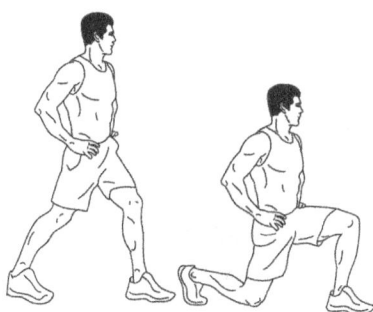

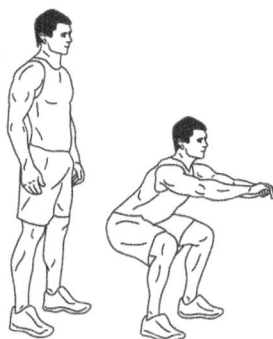

10 выпадов на месте

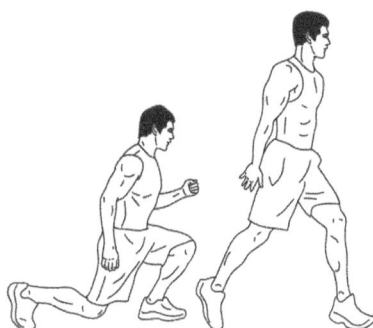

10 выпадов с прыжком

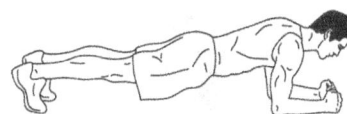

30сек планка на локтях

10 приседаний

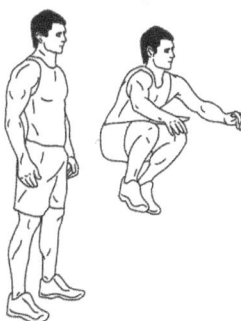

10 высоких прыжков

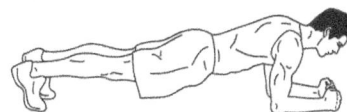

30сек планка на локтях

95

СТАТИЧЕСКИЙ РАЗРЯД

Комплекс *Статический Разряд* предназначен для проверки ваших сил на пределе, это тренировка V уровня. От одного упражнения к другому группы мышц нагружаются по-разному, но они не успевают полностью отдохнуть. Мы постоянно боремся с собственным весом, чтобы чувствовать себя легче и иметь больший контроль над телом. Что ж, узнайте, как это действительно начинается.

ЦЕЛЬ: СИЛА & ТОНУС

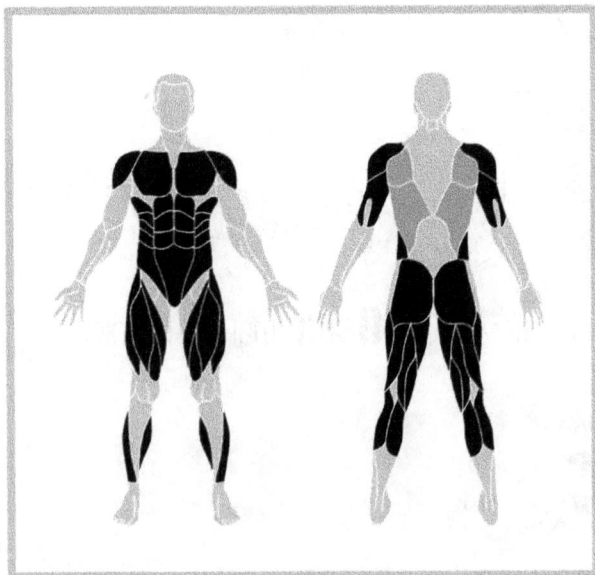

СТАТИЧЕСКИЙ РАЗРЯД

ТРЕНИРОВКА ОТ DAREBEE © darebee.com

УРОВЕНЬ I 3 подхода **УРОВЕНЬ II** 5 подходов **УРОВЕНЬ III** 7 подходов **ОТДЫХ** до 2 мин

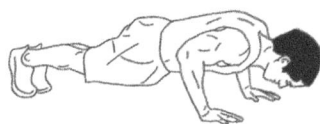

СЧИТАЯ ДО 10 низкая планка

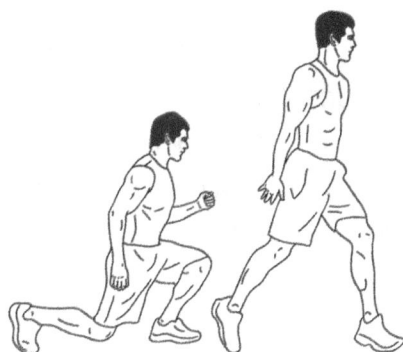

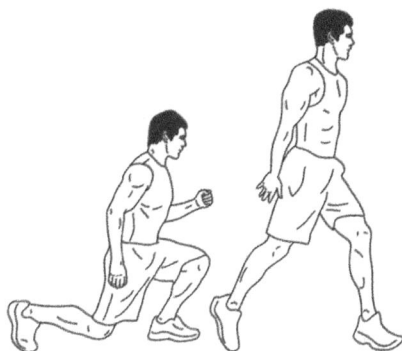

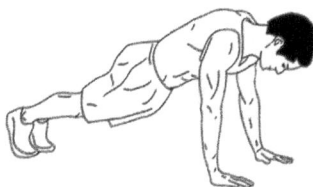

20 выпадов с прыжком

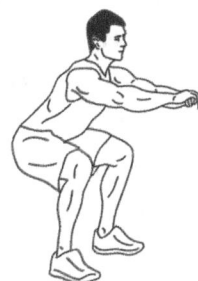

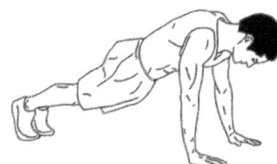

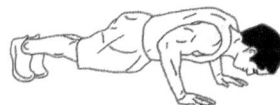

СЧИТАЯ ДО 10 удержание в приседе

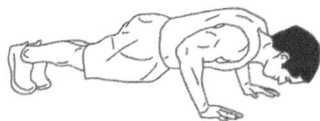

СЧИТАЯ ДО 10 низкая планка

20 выпадов с прыжком

10 медленных отжиманий

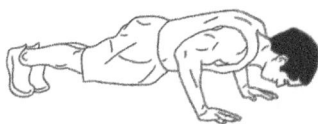

СЧИТАЯ ДО 10 низкая планка

СЧИТАЯ ДО 20 удержание

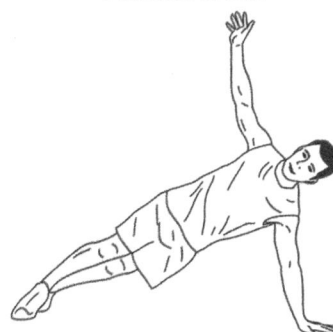

СЧИТАЯ ДО 10 боковая планка

96

СУПЕРПЛАНКА

При обучении, китайские спецназовцы выполняют задание по переправе через узкую пропасть. Они должны сформировать человеческий мост, используя свои тела, чтобы их товарищи смогли переползти через них на другую сторону. Что ж, это полностью иллюстрирует концепцию *Суперпланки* — стремление достичь точки, в которой ваше тело станет отточенным инструментом, чтобы вы смогли заставить его делать то, что вы хотите, чтобы вы могли его срочно использовать, когда это необходимо и оно полностью было способным делать то, что должно.

ЦЕЛЬ: ПРЕСС

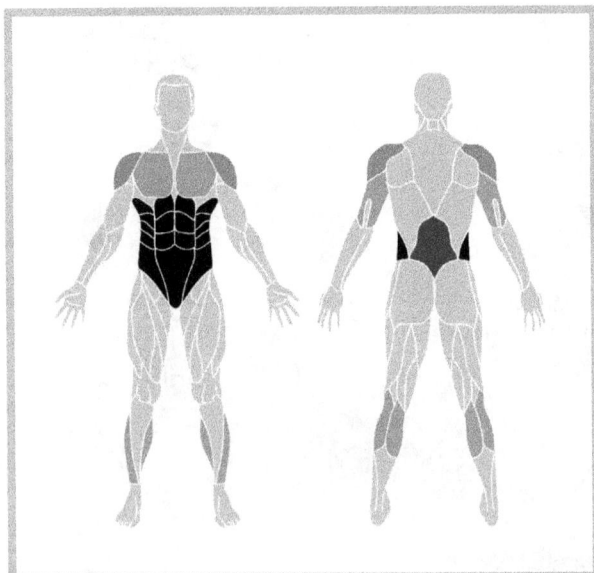

СУПЕРПЛАНКА

ТРЕНИРОВКА ОТ DAREBEE © darebee.com

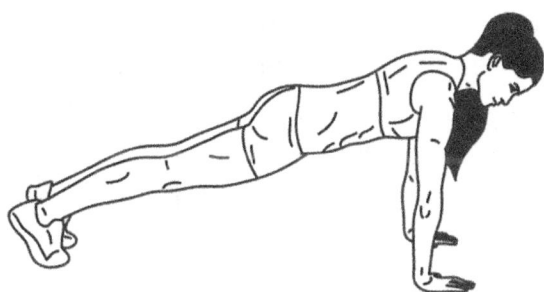

30сек планка

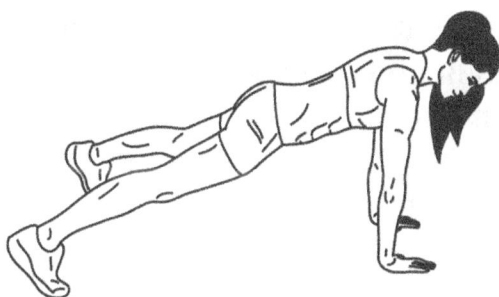

30сек планка с раздвинутыми ногами

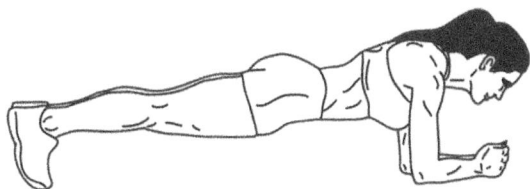

30сек планка на локтях

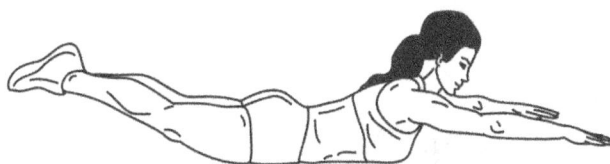

30сек планка "супермен"

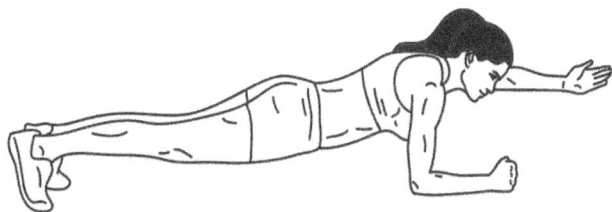

60сек планка на локтях с поднятой рукой
30 секунд каждая рука

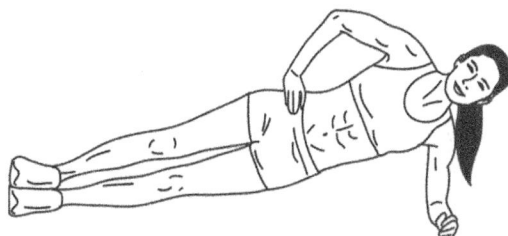

60сек боковая планка
30 секунд каждая рука

97

СКОРО НА ПЛЯЖ

Скоро на пляж — это силовая тренировка, которая задействует все группы мышц верхней части тела и активизирует мышцы кора. Сосредоточьтесь на технике - движения здесь нужно совершать медленно и сосредоточенно: отжимания должны быть глубокими, удары центрированными и с использованием всего тела. Вы быстро попадете в зону потоотделения, но не получите высокой аэробной нагрузки. После этой тренировки вы почувствуете себя сильнее, улучшите мышечный тонус, повысите физическую работоспособность и контроль над вашим телом.

ЦЕЛЬ: СИЛА & ТОНУС

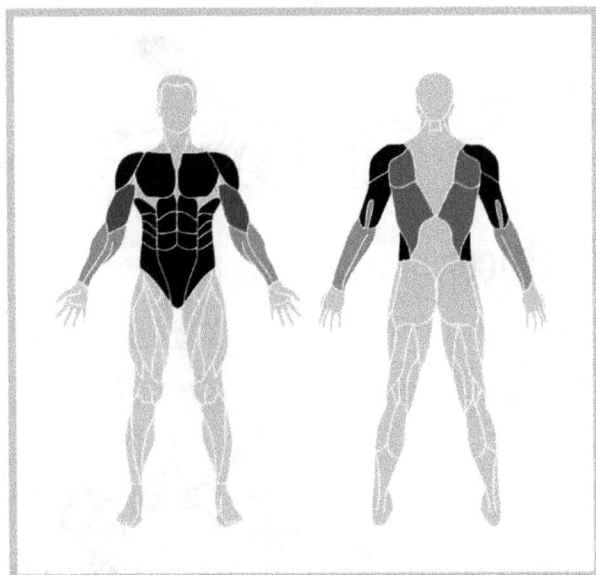

СКОРО НА ПЛЯЖ

ТРЕНИРОВКА ОТ DAREBEE
© darebee.com

УРОВЕНЬ I 3 подхода
УРОВЕНЬ II 5 подходов
УРОВЕНЬ III 7 подходов
ОТДЫХ до 2 минут

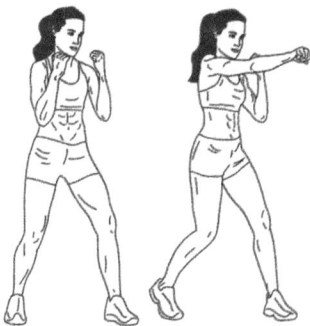

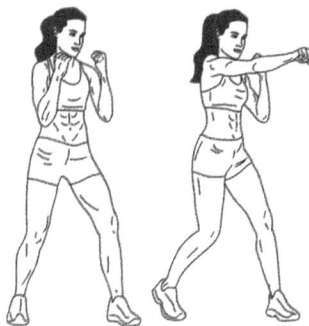

20 прямых ударов

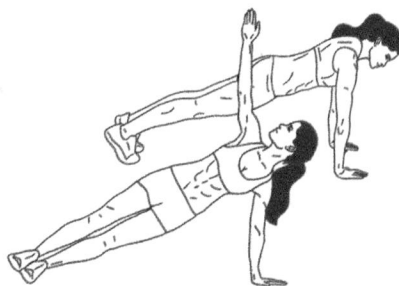

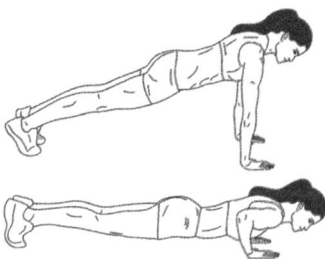

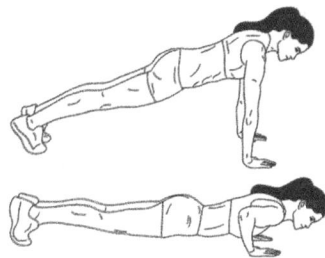

10 поворотов в планке

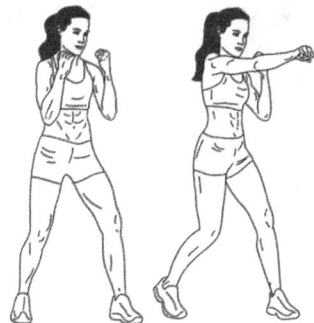

20 прямых ударов

2 отжимания

20 прямых ударов

2 отжимания

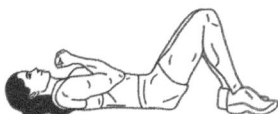

10 подъемов корпуса с прямым ударом

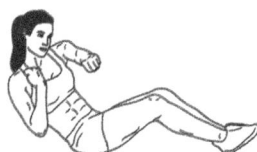

20 ударов сидя

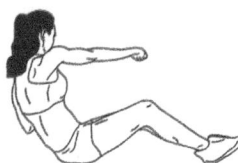

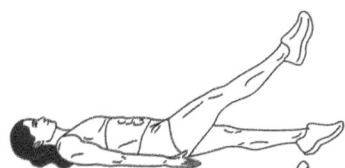

10 махов ногами

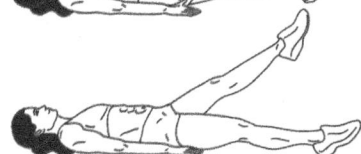

СВЕРХУ ВНИЗ

Сверху вниз — это комплекс на растяжку сухожилий и мышц всего тела, который идеально подходит для заминки или в качестве отдельной тренировки на растяжку. Эта тренировка поможет поддерживать гибкость мышц и сухожилий, что помогает увеличить как мощность, так и скорость.

ЦЕЛЬ: РАСТЯЖКА

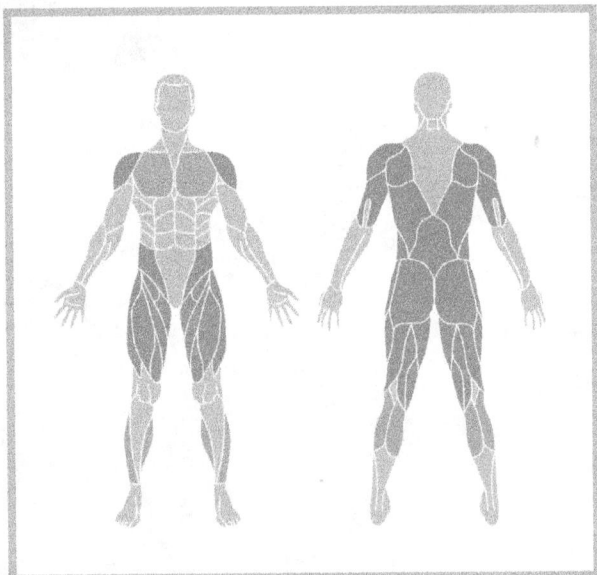

СВЕРХУ ВНИЗ

РАСТЯЖКА / ЗАМИНКА ОТ DAREBEE © darebee.com

Повторите каждую растяжку в течении 20 сек / 20 сек с каждой стороны

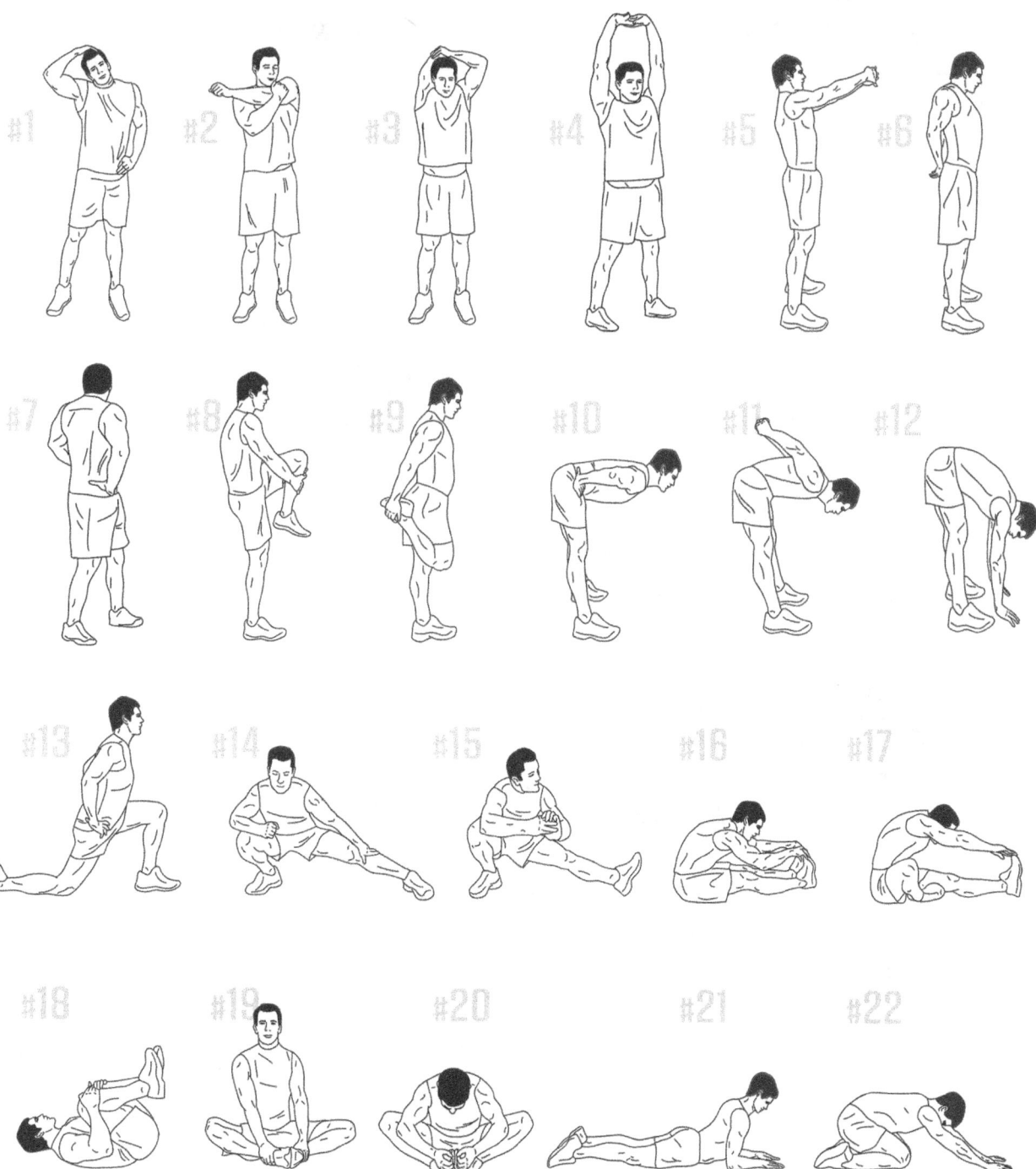

#1 #2 #3 #4 #5 #6

#7 #8 #9 #10 #11 #12

#13 #14 #15 #16 #17

#18 #19 #20 #21 #22

99   ВАЛЬКИРИЯ

Валькирии традиционно выбирали, кто выживет, а кто погибнет в битве. Они сами также были воительницами, а все воины должны уметь управлять своим телом, двигаться быстро, уметь выживать в жестоких условиях. Тренировка *Валькирия* поможет вам развить силу, равновесие и контроль над мышцами, которые требуются для этой роли.

ЦЕЛЬ: СИЛА & ТОНУС

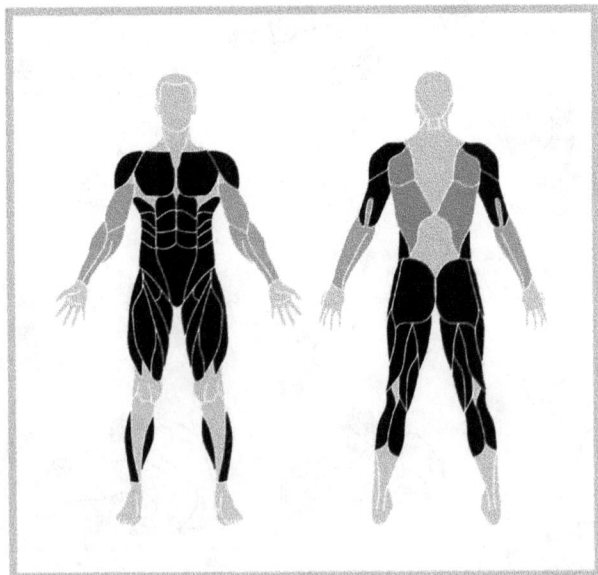

ВАЛЬКИРИЯ

ТРЕНИРОВКА ОТ DAREBEE © darebee.com

УРОВЕНЬ I 3 подхода **УРОВЕНЬ II** 5 подходов **УРОВЕНЬ III** 7 подходов **ОТДЫХ** до 2 мин

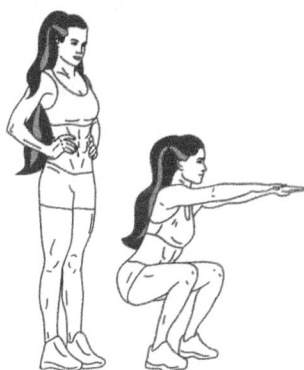

10 приседаний

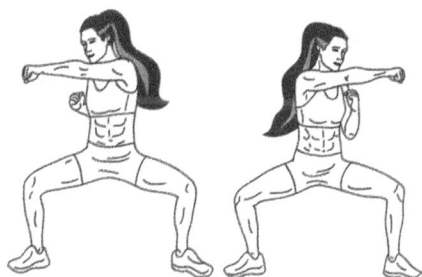

10 ударов в приседе

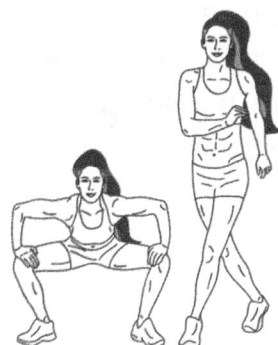

10 приседаний с перекрестным шагом

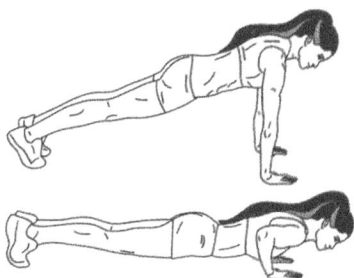

10 отжиманий

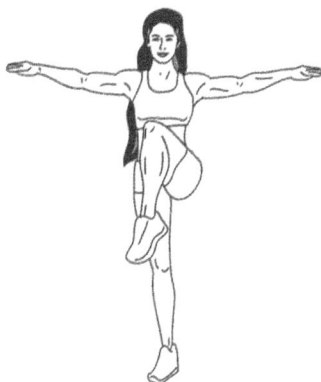

40сек удержание равновесия

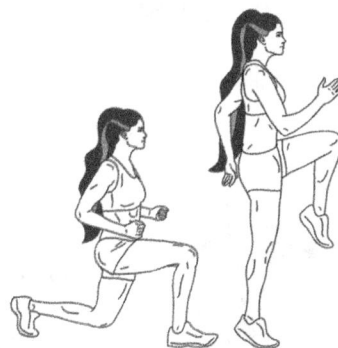

20 выпадов с подъемом колена

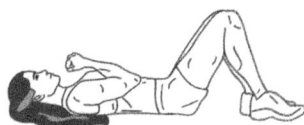

10 подъемов корпуса с прямым ударом

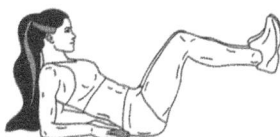

10 рывков ногами вперед

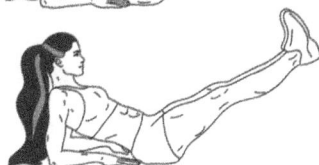

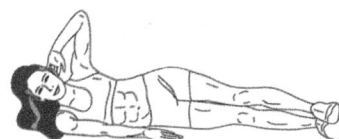

10 боковых V-скручиваний

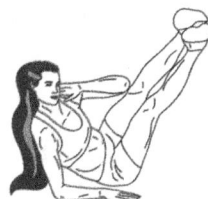

100 ДЕЛАЙ КАК Я!

Не каждая тренировка для всего тела пытается подтолкнуть вас к самым границам ваших возможностей. Иногда вам нужно иметь такую, которая просто заставит ваше тело двигаться, поможет поддержать уровень физической подготовки, но вы не будете чувствовать после нее чрезмерной усталости и у вас останется достаточно энергии, чтобы пойти на вечеринку. В таком случае, тренировка *Делай Как Я!* — идеальный выбор для вас.

ЦЕЛЬ: СЖИГАНИЕ ЖИРА

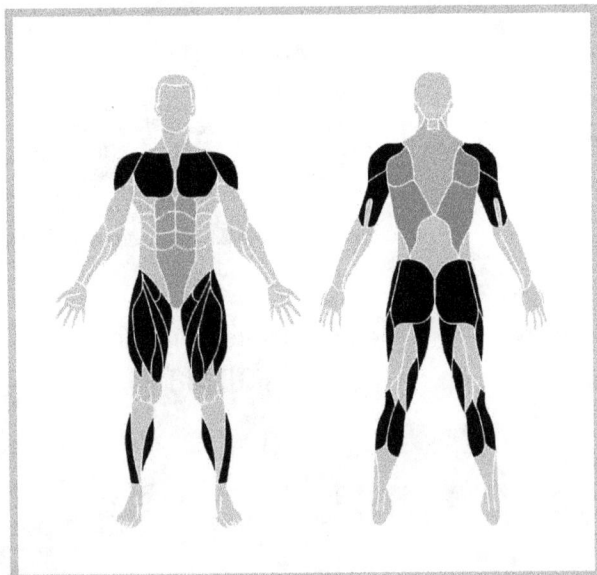

ДЕЛАЙ КАК Я!

КАРДИО ТРЕНИРОВКА ОТ DAREBEE © darebee.com

УРОВЕНЬ I 3 подхода **УРОВЕНЬ II** 5 подходов **УРОВЕНЬ III** 7 подходов

ОТДЫХ до 2 минут

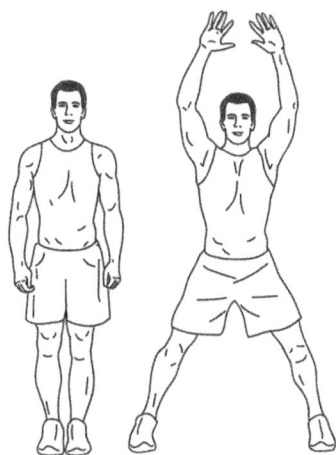

10 прыжков "ноги вместе, ноги врозь"

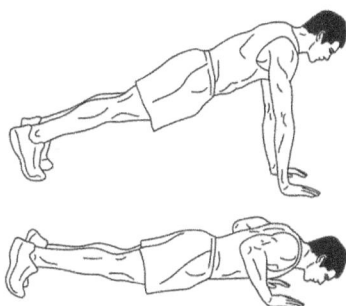

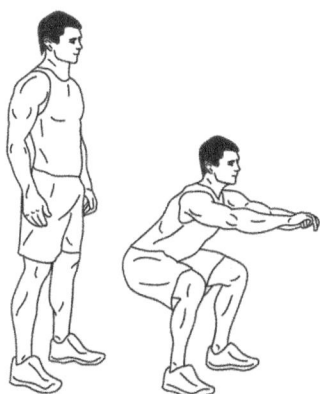

ОДНО отжимание

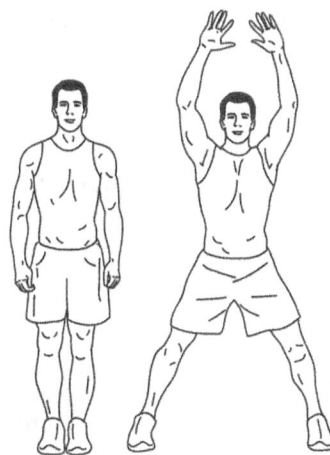

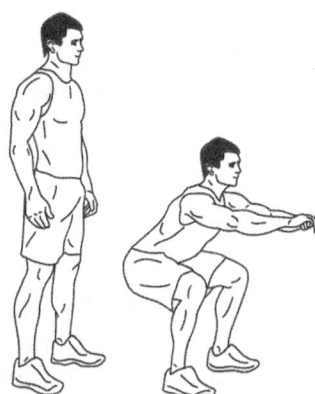

10 прыжков "ноги вместе, ноги врозь"

10 приседаний

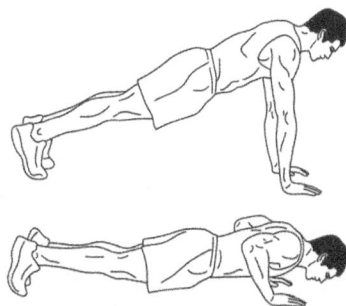

ОДНО отжимание

10 приседаний

РУССКО-АНГЛИЙСКАЯ СПОРТИВНАЯ ЛЕКСИКА

Базовое бёрпи с прыжком	Basic burpees with jump
Бег на месте с захлестом голени	Butt kicks
Бёрпи	Burpees
Бой с тенью	Shadow boxing
Боковая планка	Side plank
Боковые мостики	Side bridges
Боковые удары ногой	Side kicks
Быстрые «ножницы»	Fast scissors
Быстрые выпады из стороны в сторону	Fast side-to-side lunges
Быстрые отжимания	Fast push-ups
Быстрые приседания	Fast squats
Взрывные отжимания	Power push-ups
Впрыгивания в планке	Plank jump-ins
Выпады с подъемом колена	Lunge step-ups
Выпады	Lunges
Выпады в сторону	Side lunges
Выпады из стороны в сторону	Side-to side lunges
Выпады на месте	Split lunges
Выпады с прыжком	Jumping lunges
Высокие подъемы коленей	High knees
Выходы из планки	Plank walk-outs
Движения «газонокосильщик»	Lawnmowers
Движения коленом в планке	Plank knee-ins
Джеб + кросс («двойка»)	Jab + cross
Дровосек	Cross chops
Касания бедра	Thigh taps
Касания плеча	Shoulder taps
Колено-к-локтю	Knee-to-elbows
Круги поднятыми ногами	Raised leg circles
Круги руками	Arm rotations
Круги поднятыми руками	Raised arm cercles
Лучник	Archer
Махи ногами	Flutter kicks
Медвежий шаг	Bear crawl
Медленные «скалолазы»	Slow climbers
Медленные выпады в сторону	Slow side lunges
Медленные отжимания	Slow push-ups
Медленные приседания	Slow squats
Медленные прямые удары ногой	Slow front kicks
Мостики на одной ноге	One legged bridges
Мостики с поднятой ногой	Raised leg bridges
Мостики	Bridges
Мостики на одной ноге	Single leg bridges

Наклоны вперед	Forward bends
Низкий боковой удар с поворотом	Back leg low turning kick
Ножницы	Scissors
Обратные отжимания	Triceps dips
Обратные скручивания	Reverse crunches
Опускание ноги, удерживая другую	Lowering drills
Отжимания	Push-ups
Отжимания «дайвер»	Diver push-ups
Отжимания с касанием плеча	Shoulder tap push-ups
Отжимания с колен	Knee push-ups
Отжимания с переходом в выпады	Push-ups into lunges
Отжимания с поднятой ногой	Raised leg push-ups
Отжимания с узкой постановкой рук	Close grip push-ups
Отжимания с широкой постановкой рук	Wide grip push-ups
Отжимания со смещенной постановкой рук	Staggered push-ups
Планка «пила»	Body saw
Планка на локтях	Elbow plank
Планка с переходом из верхнего в нижнее положение	Up and down plank
Планка с поднятой ногой	Raised leg plank
Повороты в боковой планке	Side planks rotations
Повороты из планки	Plank rotations
Повороты согнутых в коленях ног	Half wipers
Повороты торса (русский твист)	Sitting twists
Подскок	Bounce
Подъем колена	Knee raise
Подъем корпуса с прямым ударом	Sit-up punches
Подъем ноги в сторону	Side leg raises
Подъемы в боковой планке	Side plank raises
Подъемы корпуса	Get-ups
Подъемы корпуса	Sit-ups
Подъемы корпуса «бабочка»	Butterfly sit-ups
Подъемы кружки	Mug raises
Подъемы на носки	Calf raises
Подъемы ног	Leg raises
Подъемы ног в планке	Plank leg raises
Подъемы рук	Arm raises
Подъемы рук в планке	Plank arm raises
Полные мостики	Full bridges
Полуприседы у стены	Wall half squats
Приседание с прыжком	Jump squats
Приседания	Squats
Отжимания «нога на ноге»	Stackedfeet push-ups
Приседания на одной ноге	Pistol squats
Прыжки «ноги вместе, ноги врозь»	Jumping jacks
Прыжки из стороны в сторону	Side-to-side jumps
Прыжки с «хлопком» ступнями	Hop heel clicks
Прыжки с касанием пятки	Toe tap hops
Прямые удары	Punches

Прямые удары сидя	Sitting punches
Ракушки	Clamshells
Рывки ногами вверх	Butt-ups
Рывки ногой назад	Back kicks
Скалолаз с касанием ступни	Climber taps
Скалолазы	Climbers
Скручивания к коленям	Knee crunches
Скручивания колено-к-локтю	Knee-to-elbow crunches
Скручивания с поднятыми ногами	Raised legs crunches
Скручивания с поднятыми руками	High crunches
Скручивания, руки наверху	Long arm crunches
Собака мордой вверх	Upward dog
Удар двумя руками в выпаде	Lunge push strikes
Удары коленом	Knee strikes
Удары ладонью	Palm strike
Удары локтем	Elbow strike
Удар тыльной стороной руки	Backfist
Удары кулаком вверх	Overhead punches
Удержание в боковом ударе	Side kick hold
Удержание в глубоком выпаде	Deep lunge hold
Удержание в приседе	Squat hold
Удержание поднятых ног	Raised leg hold
Удержание поднятых рук	Raised arm hold
Удержание равновесия	Balance stand
Удержание рук в поднятом положении	Arm hold
Упражнение «велосипед»	Air bike crunches
Фронтальные удары ногой	Front kicks

www.ingramcontent.com/pod-product-compliance
Lightning Source LLC
Chambersburg PA
CBHW081507290326
41931CB00041B/3227